信じてもらうための挑戦

掌蹠膿疱症は「治る」病気です
（しょう せき のう ほう しょう）

前橋　賢

近代文芸社

は　じ　め　に

　掌蹠膿疱症は手のひら（手掌）と足の裏（足底）の皮膚を中心に、繰り返し発生する膿疱様の発疹が主な症状であり、難治性の病気の一つとされてきました。病気の原因や本態については不明とされ、治療法も確立されていませんでしたので、この病気にかかった患者さんは自分の悲運を嘆き、病苦をただじっと耐えるしか方法がありませんでした。
　病気は原因があるから発病するのです。病気は結果であって原因ではありません。そして、いま行われている治療も結果に対してであり、原因に働きかけていませんので、病気を克服することはできません。

　よく「皮膚は内臓の鏡」といわれています。皮膚は体をおおっている臓器であり、外界の刺激から体をまもる防護膜（バリア）としてだけの役割を果たしているだけではなく、体の中の異常や臓器の病気を反映して、皮膚の変化として表しているからです。したがって、皮膚の病変をみた時、それが体の中の異常や臓器の病気を反映している可能性があるわけです。

　一般に、病気の原因がはっきりしない場合、しばしば環境、遺伝、体質あるいはストレスが原因というように片付けられています。掌蹠膿疱症の場合も同じように扱われてきましたが、筆者は内科医として「掌蹠膿疱症の患者さんの体の中でおこっている"異

常"を手がかりにするならば、皮膚の病変の原因を解明することができて、治療法も確立できるのではないか」と考えて、患者さんの診療で得られた数々の情報や材料を分析しました。そして、体の中でおこっている「代謝障害」と「免疫異常」を手がかりとして、この病気の原因を解明するとともに、「治す」治療法を確立しました。その研究と臨床の成果を日本内科学会＊で発表したところ、内科学会から推薦され、日本臨床皮膚科学会で特別講演もしました。しかし、一部の分野の人たちは内容が「教科書的でない」、「科学的根拠がない」あるいは「ホラ吹き的発想」などと誹謗、中傷を繰り返すだけで、前向きな評価をしようとしません。そのため、すべての患者さんが完治して欲しいというわたしの願いと努力は未だに報われていません。

＊注：日本内科学会とは……社団法人日本内科学会は、内科学に関する学理およびその応用についての研究発表、知識の交換、会員の生涯教育の奨励ならびに会員相互および内外の関連学会との連携をおこなうことにより、内科学の進歩普及を図り、もってわが国の学術の発展に寄与することを目的としています。（日本内科学会ホームページから引用）

　これまで、5000名を超える掌蹠膿疱症の患者さんを診療してきました。そして、患者さん一人ひとりに「自分が病気を治すのであり、医師はそのお手伝いをするだけにすぎない」ということを知ってもらいたいという思いから、診察後、患者さんたちに掌蹠膿疱症とはどんな病気なのか、どのような治療をするのか、そして掌蹠膿

はじめに

疱症は「治る」病気であるということについて説明しています。その際、診察のときに撮影しました患者さんのX線写真の説明や病気に関する質疑応答をしています。さらに、後日、診察の時に行いました検査の結果とそれにもとづいた病状の分析を患者さん一人ひとりに報告して、病気に関する知識を知ってもらい、ご自分で積極的に治療されるように努めています。

　一般に、すでに名を成した研究者か、あるいは有名な学者のもとで成し遂げた研究であれば、それなりに評価されるでしょうが、異なった分野から、しかも無名の者が発表した研究は無視されてしまったり、盗作されたりすることがあります。以前、筆者が独創的な研究論文をアメリカの医学誌に投稿したことがあります。半年以上も経ってから、論文を審査した委員の酷評とともに、原稿が返送されてしまいました。その数か月後、筆者の論文内容に極めて類似した論文が、その委員が編集しているアメリカの医学誌に著者として発表されました。知り合いだったアメリカの研究者にこのことを訊ねましたら、「誰かが自分の研究より先に行っているのではないか、誰が研究成果の一番乗りとして名のりをあげるかの先人争いは、すべての研究者に共通しており、論文の審査員としての地位を利用して、あなたの研究成果を追試して、自分の創作としてしまったのであろう」という返事でした。

　結局、筆者の研究成果は陽の目を見られませんでした。他の者が同じような内容の論文を発表したあとでは、剽窃の烙印を押されてしまうからです。

他方、ある女優さんがテレビで掌蹠膿疱症のビオチン治療の成果を発表されましてから、「俄か専門家」たちが次々に現われ、患者さんたちに「秋田の治療と同じ」と称して、自己流の治療をしたり、患者さんの質問に対してその場当たりの発言をしたりしています。これらの者たちの無責任な発言や行為に患者さんたちは振り回されてしまい、「俄か専門家」やその医療に不信感をもつようになり、患者さんはますます苦しみ、悩まれています。

　そこで「対話の医療」によって、失われてきた患者さんと医師との絆を取り戻すとともに、今なお苦しみ悩まれている人たちへの「道しるべ」として役立って欲しいという願いをこめて、掌蹠膿疱症とはどのような病気かについて概要を述べようと思います。

目　次

はじめに

I　掌蹠膿疱症について

掌蹠膿疱症の原因と免疫の異常　　*11*
掌蹠膿疱症の臨床　　*16*
掌蹠膿疱症性骨関節炎——その1　　*25*
　　　　　　　　——その2　　*33*
掌蹠膿疱症と掌蹠膿疱症性骨関節炎の原因　　*36*
ビオチン欠乏を生じる理由　　*41*
ビオチン治療法の確立　　*47*
ビオチン治療の経過　　*50*
ビオチン服用の方法　　*55*
ビオチン治療上の注意　　*57*
掌蹠膿疱症と掌蹠膿疱症性骨関節炎の発生頻度　　*68*
掌蹠膿疱症性骨関節炎と骨の異常　　*69*
掌蹠膿疱症と掌蹠膿疱症性骨関節炎の一般検査　　*75*

II　掌蹠膿疱症を理解する

掌蹠膿疱症と食生活　　*80*

掌蹠膿疱症と妊娠　　*83*
掌蹠膿疱症性骨関節炎と椎間板ヘルニア　　*86*
掌蹠膿疱症性骨関節炎と五十肩（肩関節周囲炎）　　*88*
掌蹠膿疱症性骨関節炎と運動　　*89*
掌蹠膿疱症と実験モデル動物　　*91*
掌蹠膿疱症の原因に関する諸説　　*93*
従来の治療法に対する疑問　　*99*

Ⅲ　治療の道程

掌蹠膿疱症とビオチン治療　　*108*
扁桃と歯の金属アレルギー原因説について　　*113*
治療を継続してもらうための指導　　*114*
検査結果の報告例　　*116*
合併症について　　*121*
ビオチン治療の意義　　*143*
仮面をかぶった「善玉菌」　　*146*

おわりに　　*160*
謝　辞　　*161*
筆者の主な研究業績
図の説明
表の説明

信じてもらうための挑戦

――掌蹠膿疱症は「治る」病気です――

I
掌蹠膿疱症について

掌蹠膿疱症に相当する病気がアンドリー先生によって1901年にはじめて報告されてから、110年になろうとしています。これまで発病の原因や本態について色々な説が提示されてきましたが、未だに定説がなく、治療法も皮膚の病変を和らげるだけの「対症療法」しかありません。これまで感染症の一種とみなされて膿疱性細菌疹と名付けられたり、乾癬または膿疱性乾癬の異種または一亜型などとみなされたりしてきました。しかし、この間にアメリカの高名な皮膚科医レーバー先生が乾癬と無関係として採用した掌蹠膿疱症の病名が、わが国では用いられています。

　しかし、その後、レーバー先生は自分の説をくつがえされ、「掌蹠に限局した膿疱性乾癬」という呼称を自分の著書に用いました。それ以来、アメリカの皮膚科関係の出版物から掌蹠膿疱症に関する記載がなくなりましたので、アメリカの皮膚科医は掌蹠膿疱症という病気があることすら知りません。しかし、乾癬として治療されてきた掌蹠膿疱症の患者さんが、自分の皮膚の病変が同じ皮膚科の施設で治療している他の患者の病変と違うことに疑問をもち、インターネットや他国の医学書を参考にして、掌蹠膿疱症を疑ってわざわざアメリカから来院されます。また、毎日のようにアメリカから多くの問い合わせのe-メール、ファックス、あるいは患部の写真入りの手紙などが届きますので、アメリカにも掌蹠膿疱症の患者さんの多いことが推測されます。

I　掌蹠膿疱症について

掌蹠膿疱症の原因と免疫の異常

　これまで、掌蹠膿疱症発病の原因や本態について数多く研究されてきましたが、いずれも治療にまで結びつくものはありませんでした。そして、完治させる手段がないままに、種々の病気を合併して、病状はどんどん悪化しています。筆者は患者さんたちの診療で得られました情報をもとに、試験管を振り、動物実験をしまして、この病気の発生と病状の悪化に体の中でおこっている「代謝障害」とそれに由来する「免疫の異常」が関わっていること、そして治療法を見付けて多くの患者さんたちが治癒されるお手伝いをしてきました。

　そこで掌蹠膿疱症という病気を理解していただくために、患者さんの体の中でおこっている「免疫の異常」とはどのようなものか、また、「免疫の異常」の誘因となっている「代謝障害」とはどのようなものかについて述べたいと思います。

免疫とは

ところで免疫が「疫を免れる」ということを語源としているように、免疫とは一度罹って治った伝染病には二度と罹らないという防禦システムです。細菌やウイルスあるいは毒素が体の中に侵入してきますと、体は異物として判断して排除しようとします。そして、異物が排除されますと、再び異物が侵入してこないように見張り続けます。この働きが免疫です。最近では、アレルギー、臓器移植、

癌、妊娠にも免疫が深く関わっていることが明らかになっています。掌蹠膿疱症の発生や病状の悪化にも免疫の異常が関わっています。

　では、免疫とはどのようなものか、そしてこの異常が掌蹠膿疱症の発生にどのように関わっているかを、知っていただくためのABCについて触れようと思います。

　免疫は「自分を攻撃しない」ということを前提としていますが、この機能が破綻して免疫に異常がおこりますと、病気が発生します。よく「免疫の異常」イコール免疫機能の低下と考えられています。たしかに免疫機能が低下しますと、病気をおこしやすくなります。年配者では免疫機能が低下しますので、肺炎などにかかりやすくなり、重症化することがあります。他方、免疫機能が亢進しすぎることも「免疫の異常」であり、このことが原因となっておこる病気もあります。一般に免疫機能が高くなることは細菌などの感染を防ぐという意味では体にとって良いといわれていますが、高すぎる状態が続きますと、かえって自分自身の体を痛めてしまい、結果的に免疫が悪さをしていることになります。膠原病や関節リウマチなどはこのようにしておこる病気です。掌蹠膿疱症の場合も同じようなメカニズムで発生します。

　わたしたちの周りには細菌やウイルス、毒素あるいは体の分解産物などが異物として存在しています。これらの異物（抗原）が体の中に侵入しますと、マクロファージ（白血球の一種）は自ら抗原を

取り込んで、元々体に備わったシステムで異物の侵入を食い止めます。このシステムは「自然免疫」とよばれています。マクロファージは殺菌機能をもつ自然免疫に役立つだけでなく、抗原の侵入を察知して分泌したサイトカイン＊を介して、Tリンパ球（白血球の一種）＊にこのことを伝えます。また、樹状細胞という細胞もマクロファージと同じように、情報をTリンパ球に伝えます。Tリンパ球はこの情報をもとにBリンパ球（白血球の一種）＊に異物に対抗する物質——免疫グロブリンと呼ばれる特殊な蛋白質（抗体）——を作るように指示します。その結果、Bリンパ球ははじめMタイプ抗体を作ります。つづいてDタイプ抗体が作られ、さらにこれらからGタイプ、Aタイプ、Eタイプの抗体が次々に作られるようになります（図1）。一般に免疫という場合は獲得免疫のことを指しています。自然免疫に比べてより高等な生物に備わっている精巧で巧妙なシステムです。この獲得免疫は、さらに液性免疫と細胞性免疫とに分けられます。

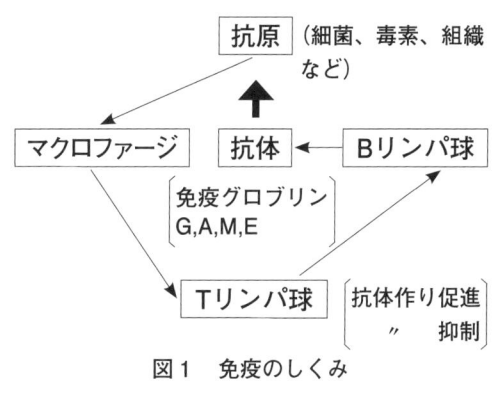

図1　免疫のしくみ

＊注：サイトカイン……免疫の反応に必要な情報を免疫にかかわっている細胞に伝達している物質。

Ｔリンパ球……胸の平べったい骨（胸骨）の裏にある胸腺で特殊な教育をうけたリンパ球で、いろいろな働きをする。胸腺の英語（Thymus）の頭文字Tに由来。
　Ｂリンパ球……骨髄から作られるリンパ球の一種で、抗体を作る。骨髄の英語の（Bone Marrow）の頭文字Bに由来。

　抗体は抗原と結合して、マクロファージのところまで運びますと、マクロファージは抗体もろともに取り込んで処理します。これが液性免疫です。
　細菌やウイルスは体の中に侵入すると、どんどん増殖します。細菌やウイルスに感染した細胞はサインを出しますので、Ｔリンパ球は感染した細胞ごと細菌やウイルスを殺し、わたしたちをウイルスから守っています。これが細胞性免疫です。このようにわたしたちの体は侵入してくる抗原によって対応の仕方を変えているのです。また、攻撃した相手を記憶しており、相手によって自動的に攻撃の仕方を変えています。

　健康者では抗体を必要な量だけ作られるように調節されています。すなわち、外からの異物の侵入を察知したマクロファージは、まずＴリンパ球の抗体作りを促進する働きをもつヘルパーＴ細胞に抗体作りを指示します。すると、ヘルパー細胞はサイトカインを介して抗体作りをＢリンパ球に指示します。そして、抗体が必要な量だけ作られますと、Ｔリンパ球の抗体作りを抑制する働きをもつサプレッサー細胞が作動して、Ｂリンパ球の抗体作りを抑制します。つまり、Ｔリンパ球はＢリンパ球の抗体作りを調整しています。

Ⅰ　掌蹠膿疱症について

　掌蹠膿疱症の患者さんでは、Bリンパ球の抗体作りを調節しているTリンパ球のうち抗体作りを促進する働きをもつヘルパー細胞の割合が増加しており、抗体作りを抑制して抗体作りを正常に保つ働きをもつサプレッサー細胞の割合は減少していました。このことは、ヘルパー細胞がどんどん抗体作りを促進していることを示しています。

腸管免疫について
　外界と直結している腸管の粘膜には、抗原となる物質が侵入するのを防ぐリンパ組織が存在していて抗体が作られていますが、その中でもAタイプの抗体作りをつかさどっているのが腸管リンパ組織です。腸粘膜はどの臓器よりもリンパ組織が多く、体全体のリンパ組織の60％を占めています。Aタイプの抗体が危険な病原細菌に対する重要な防衛手段として使われるためと思われます。

　わたしたちの腸の中には500種類もの細菌が100兆個棲んでいるといわれており、腸内細菌と呼ばれ、それは1キログラムの重さになります。母親の胎内にいる時は無菌状態ですが、生まれた瞬間から産道の中で母親から株分けされた腸内細菌と生涯生活をするようになります。腸内細菌の中には、わたしたちにプラスの作用を及ぼす善玉菌、体に変調をもたらす悪玉菌、善玉・悪玉のいずれにも移行しうる日和見菌があり、わたしたちとお互いに影響を与えながら棲んでいます（共生）。この腸内細菌の種類や構成は年齢や食生活などで変化します。悪玉菌といわれている細菌がなぜ排除されないの

か理由はまだ明らかにされていません。善玉菌と悪玉菌がバランスをとって棲息している間は問題ありませんが、バランスがくずれて、悪玉菌が優勢になると、体に異常がおこるようになります。

掌蹠膿疱症の臨床

　これまで掌蹠膿疱症は皮膚だけの病気と見なされてきました。そして、糖尿病をはじめ、難病と見なされているIgA腎症（免疫グロブリンA腎症）*やクローン病*、潰瘍性大腸炎*などを併発している患者さんでも、掌蹠膿疱症とは全く関係ない別の病気のように思われ、それぞれの分野の「専門医」の診療の対象とされてきました。腎臓や膵臓、腸あるいは甲状腺などは「皮膚由来の臓器」であり、Aタイプの抗体が沈着しやすく、合併症を併発しています。慢性甲状腺炎（橋本病）も発生しやすい病気の一種です。
　表1に3231名の患者さんが合併していた種々の病気の頻度を示しました。このように掌蹠膿疱症は皮膚だけの病気ではありません。種々の病気を伴いやすい全身病とみなして、臨床的に対応しなければならないと思います。
　同じAタイプの抗体がどの組織や臓器に沈着するかによって、異なった病気が発生することは、たとえば、クッキー、うどん、パン、麩はそれぞれ異なった食品のように思われますが、小麦粉が共通の食材になっていて、ただ表現形が異なっているだけに過ぎないのと同じです。

I 掌蹠膿疱症について

患者数；3231名

	例数	(%)
骨障害	3211	99.4
糖尿病（糖代謝障害を含む）	630	19.5
IgA腎症	185	5.7
アトピー性皮膚炎	164	5.1
攣縮型狭心症	116	3.6
狭窄型狭心症	116	3.6
慢性甲状腺炎	113	3.6
気管支喘息	39	1.2
大腸癌	23	0.7
クローン病	14	0.4
慢性膵炎	9	0.3
潰瘍性大腸炎	9	0.3
肺臓炎	8	0.2
てんかん	8	0.2
アルツハイマー病	6	0.2
乳癌	6	0.2
子宮癌	6	0.2
シェーグレン症候群	5	0.2
全身性硬化症（強皮症）	4	0.1

表1 掌蹠膿疱症および掌蹠膿疱症性骨関節炎患者における合併症の頻度

*注：IgA腎症……腎臓の糸球体（血液から有害な物質をろ過して、浄化する組織）にAタイプの抗体が沈着して発生する、わが国で最も頻度が高い慢性糸球体腎炎。慢性腎不全の主な原因。

クローン病……アメリカの医師クローン先生によって発表された慢性で炎症性の腸の病気で、腹痛、下痢、発熱、体重減少などを発生し、ときに腸閉塞が先行。

潰瘍性大腸炎……大腸に炎症や潰瘍を発生する。悪化と軽快を繰り返し、粘液性血便、腹痛、下痢を発生。

皮膚の病変について

　皮膚の病変は病名が示すように、手掌、足底を中心に粟粒大から米粒大の膿疱様の発疹が次々に多発します。発疹は手掌ではしばしば拇指球部（親指側のふくらみの部分）や小指球部（小指側のふくらみの部分）を中心に拡がります。また、足底では「つちふまず」が好発部位です。図2上は手掌の病変、右は足底の病変です。対側性に膿疱様の発疹や落屑（らくせつ）が多発しています。病状が進行しますと、赤褐色の痂皮（かひ＝かさぶた）や落屑が見られるようになります。寛解（一時的に発疹が改善すること）と再発を繰り返しながら、紅斑が拡がり図3（左は手掌の病変、右は足底の病変）のようになります。次第に皮膚が硬くなり、ついには「トンカツのころも」様におおわれた様な状態にまで悪化してしまいます（図3右）。爪も灰白色に濁って、厚くなったり、崩れたりして、爪白癬と間違われることがありますが、白癬菌は検出されません（図2左下）。

　発疹は手背、足縁、足背、四肢、軀幹、頭、陰部などにも発生しますが、皮膚が厚い手掌や足底に発生する膿疱様の発疹と異なった発疹になるため、しばしば尋常性乾癬などと見誤られることがあります。また、掌蹠膿疱症を汗疱*（異汗性湿疹）、手湿疹*（主婦湿疹）、進行性指掌角化症*あるいは水虫（汗疱状白癬）と診断されて、長い間治療されてきた人もいました。夏、掌蹠膿疱症として診断され、ステロイド軟膏の治療をされてきた患者さんのうち10～20％に患部から剥離した皮膚片にKOH法*で白癬菌が検出されたことがあります。これらの患者さんは抗真菌剤（水虫の薬）の治療で

I 掌蹠膿疱症について

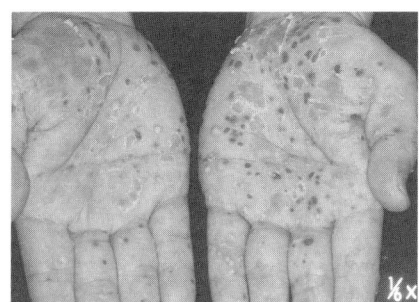
手掌

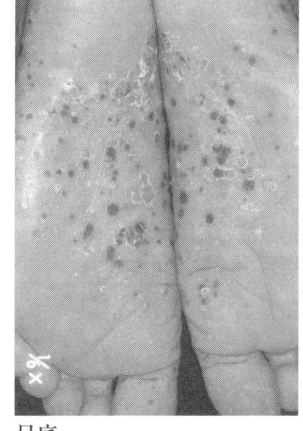
足底

図2 病状が初期の掌蹠膿疱症患者

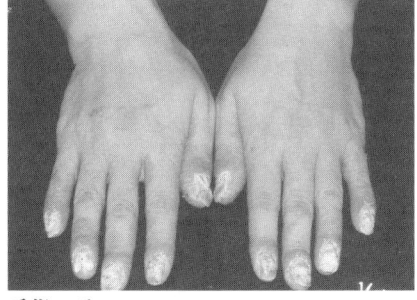
手指の爪

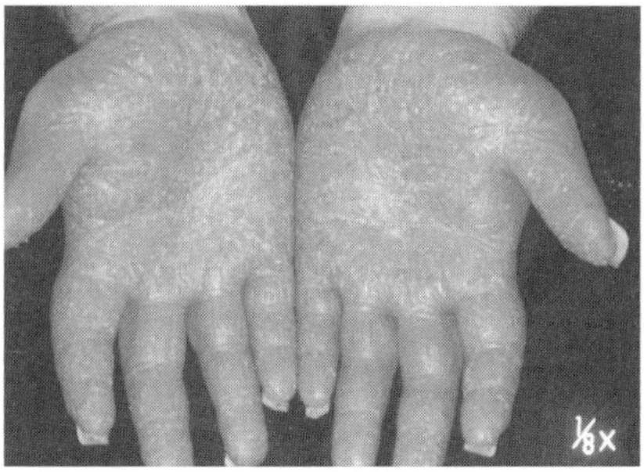

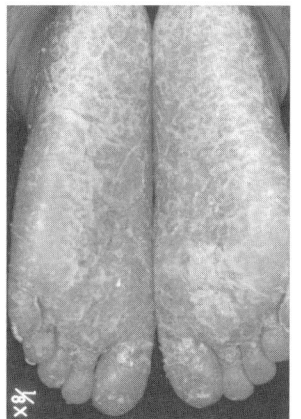

手掌　　　　　　　　　　　足底
図3 病状が進行した掌蹠膿疱症患者

完治しました。

　＊注：汗疱……掌蹠膿疱症と間違えられやすい発疹。しかし、膿疱ではなく小水疱、水疱であり、落屑して消失する。本態は湿疹。
　　手湿疹……主婦湿疹の別名のように、水仕事など手仕事をしている人で発生しやすく、手掌だけでなく、指や手の甲も侵される。痒みを伴った水疱、赤みをおびた発疹、浸潤、落屑（鱗屑が皮膚から脱落する現象）などの多彩な病像。
　　進行性指掌角化症……指先を使う仕事の多い人に発生する。主に利き手の親指、人差し指、中指の指先を中心に発生する湿疹様の病像。
　　KOH法……水虫（白癬菌）の検査法の一つ。患部から削り取った皮膚をKOH（苛性カリ）水溶液で処理し、顕微鏡で白癬菌の存在を確認する。

　掌蹠膿疱症の患者さんの診察で免疫機能に異常があること、特に血清（血液の液体成分）中にAタイプの抗体が著しく増加していること、膿疱＊様の発疹にAタイプの抗体が沈着していることを見つけました。そこで、もし過剰に作られたAタイプの抗体が手掌や足底など皮膚の厚い部位（手掌の厚さは他の皮膚の厚さの約10倍、足底の厚さは約100倍）にどんどん沈着した場合に膿疱様の発疹が発生するのではないかと推測しました。

　掌蹠膿疱症の患者さんでも、手掌や足底以外の足背や肘、膝、下腿、体幹、陰部、頭などに沈着しますと、よく乾癬様の鱗屑＊を伴

った発疹や紅斑が発生して、しばしば尋常性乾癬と診断されていますが、皮膚の厚さや発疹の発生する部位によって発疹の性状が変わることも明らかになりました。

　稀ですが手掌や足底に膿疱様の発疹が生じる好酸球*性膿疱性毛包炎と掌蹠膿疱症との鑑別が問題になることがあります。しかし、好酸球性膿疱性毛包炎が好発する皮膚病変の部位は顔や体、上肢の毛包（毛穴）であり、男性に多く、血液中に好酸球性球が著しく増加していて、インドメタシンという薬が奏効するなどの特徴がありますので、鑑別できます。

　特殊なタイプにアロッポ稽留性肢端皮膚炎といって、手指や足趾の尖端に小膿疱を次々に生じて、爪が破壊、脱落して、時には手指や足趾の骨の萎縮や吸収を生じることがあります。原因は不明であり、完治させることが困難です。掌蹠膿疱症の一病型とみなされています。

　注：膿疱……水疱が化膿して混濁し、不透明な液で充たされたもの。
　　　鱗屑……皮膚の角層が厚くなり、脱落する前の状態。
　　　好酸球（性）……白血球の一種で、内容が酸性の色素に染まるために呼ばれている。アレルギー性の病気などで増加することが多い。

皮膚の膿疱の形成

　図4は健康者の皮膚の断面図の模式図です。皮膚の組織の一番上は角層でその下に角層を作るための表皮細胞が石垣状に積み重なっています。表皮細胞の基底層の細胞分裂で作られた表皮細胞は次々

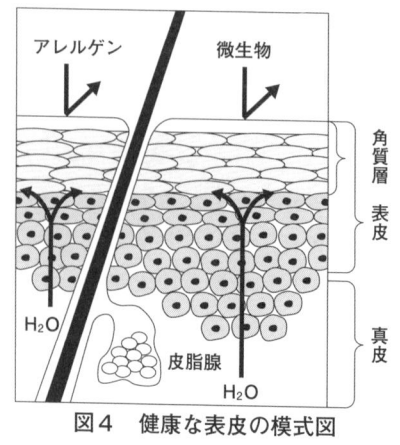
図4 健康な表皮の模式図

に押し上げられ、4週間で無構造な蛋白質の塊である角層細胞にかわります。角層細胞は細菌やウイルスあるいは有害物質の侵入を防ぐ防護膜（バリア）として作用しているだけでなく、体の中から水分を失わないようにする防水膜としての働きもしています。約2週間もすると、新しかった角層は最上層に達し、細胞としての機能を失い、垢となって捨てられます。

　これまで病巣部には白血球の浸潤だけと考えられてきましたが、免疫蛍光抗体法を用いた顕微鏡的検査で膿疱の中や周囲の組織にAタイプの抗体が沈着しているのを見つけました。このため、健康者では表皮細胞が細胞分裂して角層細胞に到達するのに4週間を要するところを、患者さんでは細胞分裂が癌細胞なみに亢進しており、1週間で角層細胞に到達してしまいます。しかし、手掌や足底のように厚い皮膚で覆われている部位では行く手を阻まれ、他方、下からどんどん押し上げられている表皮細胞は、細胞同士が融合して、一つの大きな水疱を形成するようになります。この水疱が厚い皮膚の部位では膿疱様に見えるようになるのです。

　したがって、「膿疱」の中は無菌であり、表皮細胞や白血球の残

骸が混在している細胞と水分だけで、膿は検出されません。膿がないので他人には感染しません。手を握っても、一緒に入浴しても大丈夫で、心配する必要はありません。掌や足底以外の部位では表皮細胞がどんどん増殖して、周囲の皮膚より盛り上がるようになります。この部分に毛細血管が進入してきますので、発疹は赤味をおびており、膿疱を形成しません。角層もどんどん押し上げられ、かさぶた状に厚くなるので、しばしば尋常性乾癬*と見誤られます。角層はバリアとしての機能を失っていますので、外部からの刺激が容易に皮膚の内部に侵入して、炎症をおこし、痒みや痛みをおこすようになります。また、皮膚の内部から水分が容易に漏出してしまいますので、患部はカサカサになってしまいます。

これらの現象は実験的にビオチンというビタミンを欠乏させたラット（ビオチン欠乏ラット）でも観察されました。

*注：尋常性乾癬……頭、肘頭、膝、腰、でん部に好発しやすく、炎症性の厚い銀白色の鱗屑を伴う紅斑や皮疹で、病変部の境界が鮮明な角化症。

ビオチン欠乏ラットの皮膚の変化

ラットを実験的にビオチン欠乏状態にしますと、皮膚に落屑、脂漏性皮膚炎*、脱毛、痂皮と膿疱の形成、色素沈着などがあらわれます。顕微鏡的検査では、表皮細胞の肥大と増殖による表皮の肥厚、角質の肥厚、白血球の浸潤、Ａタイプの抗体の沈着が観察されます。表皮を化学的に分析しますと、スフィンゴ脂質という脂肪の一種（セラミド）が「しっくい（接着剤）」となって、表皮細胞を

つなぎ合わせています。正常ラットではスフィンゴ脂質の主成分はリノール酸ですが、ビオチン欠乏ラットの場合はオレイン酸が主成分でした。このような状態になると、表皮バリアには「すき間」ができて、皮膚の内部から水分が漏出するようになります。

掌蹠膿疱症患者さんの皮膚で観察された諸変化が、ビオチン欠乏ラットで再現されます。

＊注：脂漏性皮膚炎……皮脂分泌の盛んな頭部や顔面などに生じる湿疹状の皮膚病。

ビオチンについて

約100年前、ビオチンはバットマン先生とボアス先生がそれぞれ卵白で皮膚に障害が発生することを報告したのが発端となり、卵白による皮膚障害予防因子として発見され、ビタミンH（ドイツ語のHaut＝皮膚に由来）と名付けられました。一方、ケーグル先生らは卵黄中から分離した活性物質をビオチンと命名され、後にビタミンHとビオチンが同一物質であることが明らかにされ、その後、化学的に合成されるようになりました。

ビオチンはブドウ糖、脂肪、蛋白質の代謝に重要であり、ヒトでは長い間、腸内細菌叢が合成するビオチンによって必要量が供給されるため、このビタミンの欠乏は発生しないと信じられてきました。

ビオチンはあらゆる食品中に微量ですが存在しています。しかし、ほとんどすべてが蛋白質と結合した「結合型ビオチン」として

存在しており、腸から吸収されません。吸収されるのは「遊離型ビオチン」だけです。したがって、食事でビオチンは吸収されませんが、唯一、乳児の食品である母乳はビオチンの吸収効率がよく、栄養学的に注目されています。すなわち、母乳中のビオチンの量は母親の血清中のビオチン量に較べて約10倍高く、同様に、臍帯血中のビオチン量も約10倍高いことが明らかにされています。このことは、胎盤や乳腺でビオチンを濃縮させる機能が発達しており、また、乳児にとって、ビオチンが重大な役割を果たしていることを示しています。

掌蹠膿疱症性骨関節炎――その1

骨の病変について

　鎖骨、胸骨、脊椎、骨盤など皮膚由来の骨では、筋肉由来の四肢の骨と異なり、骨膜が増殖し、カルシウムが沈着して、骨が成長したり、古くなった骨を交換したりしています。骨膜に皮膚の表皮細胞と同じように、Aタイプの抗体が多量に沈着していますと、骨の形成にかかわっている細胞の活性が阻害されたり、骨膜の形成層がどんどん厚くなってカルシウムが沈着したりして、骨が肥厚したり、変形したり、あるいは糜爛*状になって破壊したりします。このようにして、掌蹠膿疱症では骨病変を生じて、掌蹠膿疱症性骨関節炎を発生すると考えられます。

＊注：糜爛……表面が削れた状態。骨が虫くい状になって変形し、さら

に進行して骨と骨が融合した状態が強直。

　鎖骨、肋骨、胸骨、脊椎、骨盤は皮膚由来の骨です。したがって、Ａタイプの抗体が沈着しやすく、これらの骨の骨膜に多く沈着しますと、骨膜がどんどん増殖して肥厚し、カルシウムが沈着しすぎて骨が硬化性変化（骨化）（写真では白色）、変形、破壊するようになり、胸の上部（胸鎖部）や背中、腰部に激しい痛みを生じるようになります。

　骨のＸ線像は病変の進行度と関係しており、初期ではＸ線の透過像（写真では黒色）が主ですが、次第に骨化の部分が増加するにつれて透過像と不透過像（写真では白色）が混在するようになり、進行した例では不透過性の硬化像が主体になります。このような骨の病変が掌蹠膿疱症性骨関節炎です。整形外科的には胸肋鎖骨間骨化症とも呼ばれます。胸骨、肋骨、鎖骨に骨の病変が多く見られるための呼称と思われます。

　発病の初期は病状が軽いため、患者さんは必ずしも骨の病変を自覚していないことが多く、病変部に集まる性質をもつアイソトープを用いた「骨シンチグラフィー」という検査で、はじめて病変がすでに発生していることを知る場合があります。一般に、病気がありますと、胸鎖部の腫脹、圧痛、咳で増強する痛みなどが認められ、次第に悪化して、Ｘ線写真上で鎖骨の胸骨側の端に始まる骨の肥大、骨化、破壊などを確認できるようになります。そして、腰椎をはじめ、頸椎、胸椎、骨盤なども冒されるようになり、どんどん増悪して腕を上げたり、寝返りをしたり、あるいは歩いたりすること

が困難になって、車椅子の生活をしなければならなくなります。しかし、整形外科的には「原因不明。治療法なし」として鎮痛剤を処方されたり、湿布をされたりするだけです。骨の病変が進行しますと、肥大した骨が血管を圧迫して、血液の流れが妨げられるようになりますから、胸の上部から腹部にかけての皮下静脈が拡張、蛇行して静脈瘤を形成するようになります。

　掌蹠膿疱症や掌蹠膿疱症骨関節炎の患者さんの骨の病変は皮膚の病変と違って、絶えず進行しています。病変の場所や程度によって激痛を生じたり、体動が困難なため日常生活が妨げられたりします。骨の病変の実際を図5から図11に例示しました。

　図5の左は健康者の胸鎖部の骨の模式図です。右はX線写真の像（X線像）です。黒く見える部分は肺で、空気がX線を透過して、フイルムに感光するからです。真ん中にある心臓は中身の血液をX線が透過しませんから白く見えます。上部に見える一対の骨が鎖骨です。胸骨側の端は丸みを帯びているため、胸鎖関節内で自由に動かすことができます。

　図6は病状が進行した掌蹠膿疱症性骨関節炎の患者さんの胸鎖部のX線像です。鎖骨と第1番目の肋骨が（ときには第2番目や第3番目も）著しく肥大して、骨化が著明になり、お互いに融合してひと塊になってしまいます。関節は破壊して、鎖骨は逆八字形に強直化してしまうため、全く動かなくなり、「イカリ肩」を呈するようになります。その結果、胸鎖部は大きく腫脹して、腕を上下に動かすことができなくなり、呼吸運動や自動車のわずかな振動でも激痛

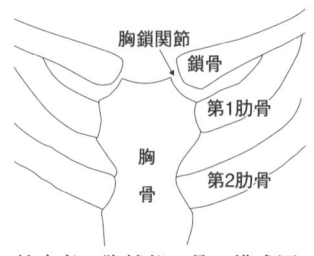 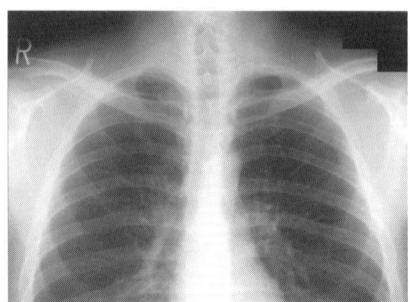

健康者の胸鎖部の骨の模式図   健康者の胸鎖部の骨のX線像

図5

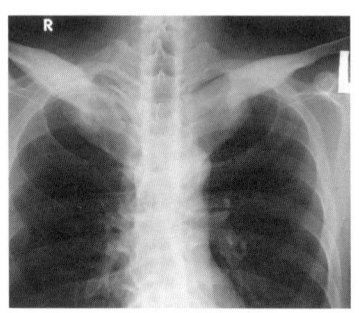

病状が進行した掌蹠膿疱症性骨関
節炎患者の胸鎖部の骨X線像

図6

Ⅰ 掌蹠膿疱症について

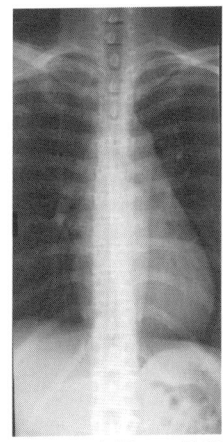

健康者の脊髄のX線像

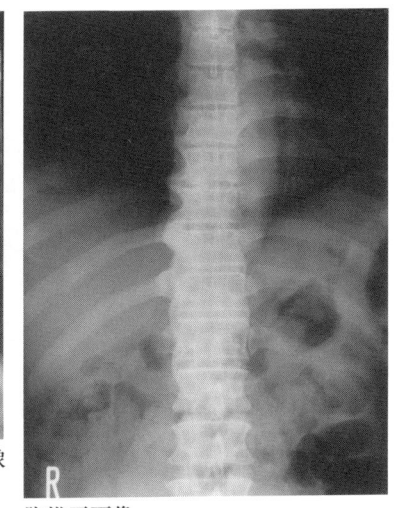

胸椎正面像

病状が進行した掌蹠膿疱症性骨関節炎患者の脊椎のX線像（その１）

図７

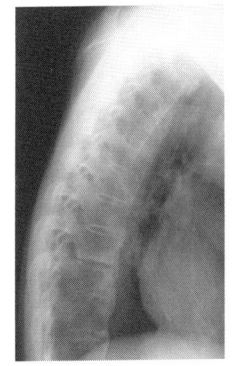 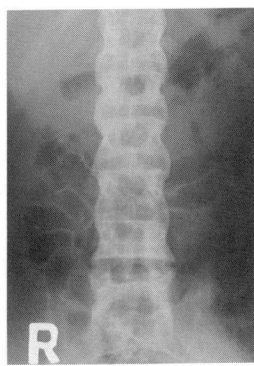 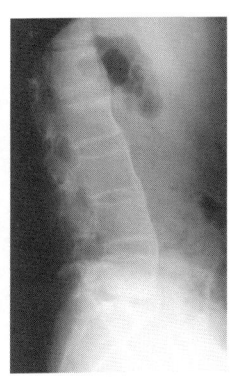

胸椎側面像　　　　腰椎正面像　　　　　　腰椎側面像

　病状が進行した掌蹠膿疱症性骨関節炎患者の脊椎のX線像（その２）

図８

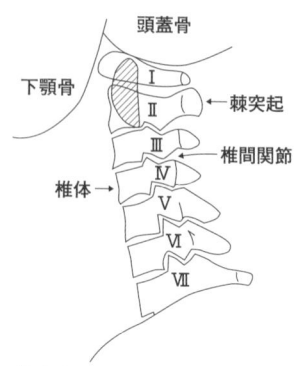

健康者の頸椎（側面）の模式図

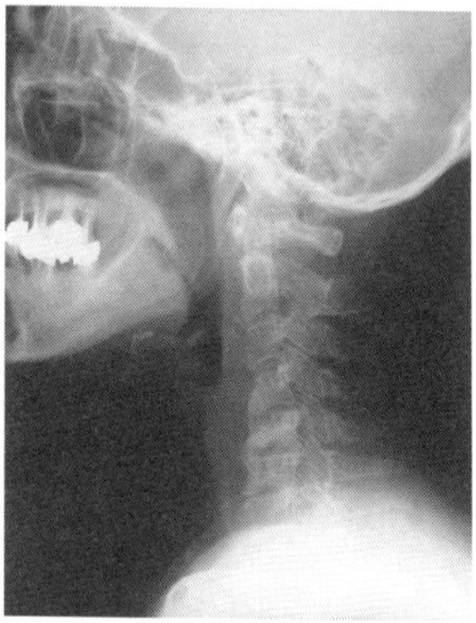

病状が進行した掌蹠膿疱症性骨関節炎患者の頸椎（側面）のX線像（その1）

図9

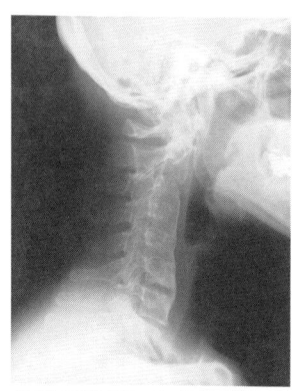

病状が進行した掌蹠膿疱症性骨関節炎患者の頸椎（側面）のX線像（その2）

図10

Ⅰ 掌蹠膿疱症について

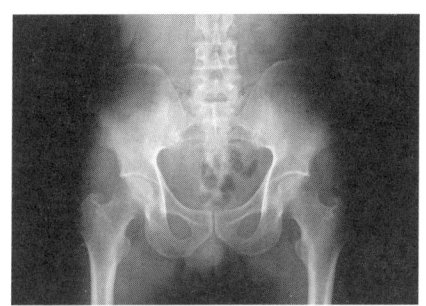
健康者の骨盤のX線像

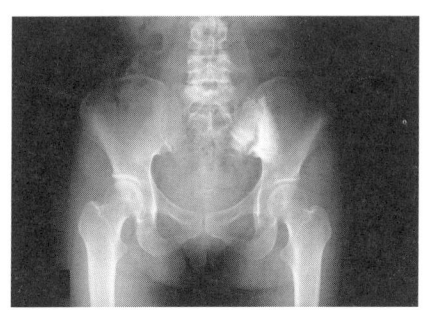
掌蹠膿疱症性骨関節炎患者の骨盤のX線像
図11

を発生するようになります。また、胸痛のために睡眠も妨げられるようになり、精神的にも不安定な状態となるために、しばしば精神安定剤や向精神薬による治療が必要になります。

　図7の左は健康者の脊椎（背骨）のＸ線像です。椎体は一個ずつ規則的に配列されています。椎体と椎体の間は椎間板という軟骨がクッションになっていますが、放射線は軟骨を透過してしまいますので写りません。右は背中の激痛を訴えていた患者さんのＸ線像です。骨化した脊椎の骨（椎骨）に棘状の突起（骨棘）を生じ、骨棘同士がつながって「橋」を形成してしまうので、背中を屈伸することができなくなります。また、脊髄から分かれた神経が椎体（椎骨）と椎体の間を通過する際、骨棘に触れますので、背中に激しい痛みがおこるようになります。

　病気が進行しますと、すべての椎骨がすっかりつながってしまい、「竹筒様の脊椎」になってしまいます（図8）。そして体を自由に動かすことができなくなってしまい、案山子のような姿勢で生活しなければならなくなります。この状態を強直性脊椎炎といいます。また、椎骨に炎症（椎体炎）を生じて、椎骨が糜爛状態になってしまうため、激痛で身動きができず、車椅子の生活をしなければならなくなります。

　図9左は健康者の頸椎（側面）の模式図であり、右はＸ線像です。7個の椎骨から成っています。哺乳類の頸椎の骨の数は首の長短に関係なく、キリンでもクジラでも7個です。

　図の右は頸から肩にかけての痛みと頸の運動障害を訴えていた患

者さんの頸椎（側面）のX線像です。第4番目から6番目の椎骨が破壊していました。特に、第5番目の椎骨の破壊が著しく、椎体炎をおこしていました。椎体から後方に向かって出ている突起（棘突起）の起始部の隙間（裂隙）を椎間関節と呼びますが、第2番目と3番目の間の椎間関節は骨化して、融合しています。頸の運動時の痛みと運動障害の原因になっています。

さらに病状が進行しますと、すべての椎骨がつながってしまい、「竹筒様の頸椎」になってしまいます（図10）。そして首を自由に動かすことができなくなくなってしまいます。

図11の上の写真は健康者の骨盤のX線像です。骨盤は脊椎同士が融合してできた仙椎（または仙骨）とその周りをとりまいている平べったい腸骨、寛骨、恥骨が結合しあって、作られている骨の集合体です。仙椎と隣の腸骨との間にある線状の陰影が仙腸関節です。下は激しい腰痛のため、歩行が困難だった患者さんのX線像です。左側の仙腸関節（写真では向かって右側）には炎症のために発生した著しい破壊と広範囲の骨化が目立っています。仙腸関節の病変が著しいと、腰の激痛だけでなく股関節痛も訴えるようになり、立つことも、歩行もできなくなり、車椅子の生活をしなければならないようになります。

掌蹠膿疱症性骨関節炎——その2

掌蹠膿疱症性骨関節炎は日本の園崎秀吉先生らとドイツのケーラ

一先生らによって、それぞれ1974年と1975年に初めて発表されたこともあって、日本やヨーロッパで次々に論文が発表されています。しかし、アメリカではレーバー先生によってこれに該当する病気はないと存在が否定されたこともあって、皮膚科の医学書には記載されていません。尋常性乾癬の一種あるいは関節リウマチの範疇に加えられているだけです。

これまで国内外で発表されてきました多くの掌蹠膿疱症性骨関節炎に関する学会報告や論文には、皮膚や骨にこのような病変をもった患者さんがいましたという症例の報告や臨床経過の発表だけでした。病気の原因や病態についての研究報告や記載はなく、いずれにも「原因不明。治療法なし」と印で捺したように記載されているだけです。そして、治療法も皮膚の発疹に対する軟膏治療や骨の痛みを和らげる鎮痛剤の投与などの対症療法を羅列しているだけであり、病気を完治させたという報告はありません。

掌蹠膿疱症性骨関節炎に関する印刷物の中には手や足の骨にも発生すると書かれているのを散見しますが、これまで診療した患者さんでは確認されていません。手や足の骨は発生学的に筋肉由来の骨であり、Aタイプの抗体が沈着しないからです。四肢の骨にはGタイプの抗体が沈着しやすくて、関節リウマチを発生します。これまで謎といわれてきました鎖骨、肋骨、胸骨、脊椎、骨盤に関節リウマチが発生しない理由です。よく論文や病気の説明などで乾癬性関節炎や関節リウマチが掌蹠膿疱症性骨関節炎と同じ範疇の病気のように扱われているのを見聞しますが、異なった病気であり、混同さ

れています。手や足の関節の痛みや変形も訴えられていた患者さんがいますが、掌蹠膿疱性骨関節炎で生じた激しい腰痛による不自然な歩行が原因になっています。また、膝や足に負担がかかる仕事や加齢が原因になって発生する変形性関節症が原因になっている患者さんもいます。

稀ですが、掌蹠膿疱症性骨関節炎に関節リウマチを合併していた患者さんもいました。

近年、わが国でも一部で、掌蹠膿疱症性骨関節炎に対してヨーロッパ(特にフランス)で使われているSAPHO症候群という呼称が用いられるようになりました。膿疱(pustulosis)＊を伴う重症のざ瘡(acne)＊、滑膜炎(synovitis)＊、鎖骨などの前胸部の骨の病変骨化過剰(hyperostosis)＊と骨炎(osteitis)＊など多彩な病像の頭文字を並べた合成語ですが、「原因不明。治療法なし」の表現をはじめ、発表されている内容は全く同じです。

＊注：滑膜炎(synovitis)……関節腔をおおう滑膜の炎症。

　　ざ瘡(acne)……毛穴の炎症による発疹や面皰(めんぽう)、膿疱。

　　膿疱(pustules)……多発性の無菌性膿疱を生じる病気の総称。

　　骨化過剰(hyperostosis)……骨棘、骨橋形成を特徴とする脊椎の病気。

　　骨炎(osteitis)……外傷または周囲の炎症の病巣から拡がった骨の炎症。

掌蹠膿疱症と掌蹠膿疱症性骨関節炎の原因

　これまで病巣部の細胞の性状から病気の原因を明らかにしようとする試みが数多くされてきましたが、いずれも病巣部の細胞からの「異常物質」の抽出分離であり、また、浸潤していた白血球の性状に関する研究であって、病気発生の全体像を説明することは困難であり、治療法の開発や確立にまで進展していません。

　病気は結果ですから、その原因が必ずあるはずです。その原因を突き止めようとしないで、ただ症状を和らげるだけの治療法（対症療法）で病気に働きかけても、原因を取り除いたり、改善したりすることはできません。もちろん対症療法は必要な治療法ですが、結果に対する対症療法の役割を生かすためには、原因に働きかける治療（根本療法）がきわめて重要です。掌蹠膿疱症では免疫異常が発生に関わっているのではないかという推測から、免疫抑制作用をもつ種々の薬が使用されていますが、いずれも患者さんの胸にピストルを突きつけて、無理やりに従わせるのと同じであり、副作用や、その反動としてのリバウンドだけが目立ち、かえって重篤な病気を発生してしまうことがあります。肝心な根本療法としてだけではなく、対症療法としても効果がありません。

原因の手がかりを求めて
　わたしたちは食物から体の活動に必要なエネルギーを作り、これ

I 掌蹠膿疱症について

を利用して生活し、活動しています。したがって、エネルギーを作る過程または利用する過程に異常があったり、あるいは発生したりしますと、その異常の表現形としてどんな病気があるだろうか、または発生するだろうか、と考えます。そこで掌蹠膿疱症の患者さんの体の中でおこっているかもしれない代謝障害、特にブドウ糖、脂肪酸、アミノ酸の代謝障害を原因解明のための手がかりにしました。

図12は患者さんのブドウ糖、アミノ酸、脂肪酸の代謝を示しています。図に左からブドウ糖の代謝系、右は脂肪の代謝系、真ん中が蛋白質の代謝系と三つの系統を示しました。ブドウ糖は体のエネル

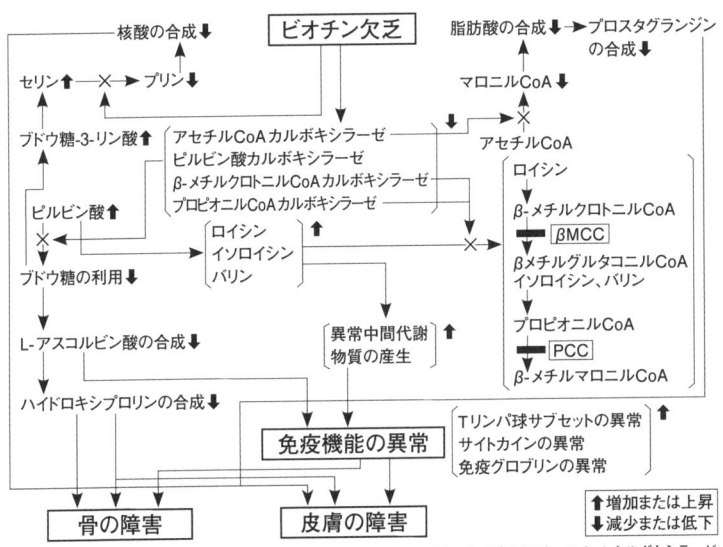

図12 ビオチン欠乏時の体内の代謝図

ギー源として重要ですが、コラーゲンの原料でもあり、皮膚作りの材料として役立っています。コラーゲン（顔のしわを目立たなくするために使う物質といえば、お分かりになられると思います）は靴の皮の原料です。また、コラーゲンにカルシウムが結合しますと、骨になります。掌蹠膿疱症の患者さんでは皮膚や骨に病変がありますので、この代謝系の研究は非常に大切です。図でお分かりのように、健康者の場合と違って×印の2か所で代謝が障害されていました。

　脂肪＊は体の中ではアルコールが分かれて、脂肪酸になります。アセチルCoAは酢のことであり、脂肪の一番簡単な成分です。脂肪酸は皮膚の細胞の重要な成分であり、抗体作りに必須の物質ですが、患者さんではアセチルCoAからマロニルCoAへの代謝が障害されていました。

　蛋白質は体の中ではアミノ酸に分解されます。その中でもバリン、イソロイシン、ロイシンは免疫機能に関わっているアミノ酸ですが、これらのアミノ酸の代謝が障害されていて、免疫機能に悪影響を及ぼす異常中間代謝物質が作られていました。

＊注：脂肪……栄養素としての名称。

　これらの結果から、それぞれの代謝の反応に関わっているアセチルCoA、ピルビン酸カルボキシラーゼ、β-メチルクロトニルCoAカルボキシラーゼ、プロピオニルCoAカルボキシラーゼという4種類の酵素＊の活性が低下していることが分かり、その酵素活性が低下している原因としてビオチンというビタミンB群の一種の水溶

I 掌蹠膿疱症について

性のビタミンが欠乏していることを突き止めました。表2にビオチンが欠乏した時の臨床症状を示しました。

*注：酵素……それ自体は変化しないで、他の物質の化学反応に著しい影響を与える物質。

ビオチンの測定

このことを確かめるため、患者さんたちに協力してもらい、血清（血液の液体成分）中のビオチン濃度を測定したところ、図13のように、掌蹠膿疱症の患者さんでは濃度が健康者（健常者は医学的表現）の1/2に低下していました。また、骨の病変が著しかった掌蹠膿疱症性骨関節炎の患者さんでは1/3にまでに低下していました。図の中の数字は測定に協力してくださった患者さんの人数であり、テレビのアンテナのような線は、測定した結果を統計学的に処理したという「しるし」です。濃度の単位はモル濃度といって学術用に用いられていますので、皆さんには馴染みのない単位かと思います。さらに、尋常性乾癬やエリテマトーデス、関節リウマチ、アトピー性皮膚炎、IgA腎症など免疫機能に異常がある病気の患者さんでも低下していました。

ビオチン濃度の測定には、微生物増殖法という方法を用いました。この方法は乳酸菌が発育、成長するためにビオチンが必要であり、その程度が血清中のビオチンの量に比例することを利用した方法です。少ない試料で、微量のビオチンを測定できる利点があります。この測定法の原理が後述のように、患者さんでの血清ビオチン

濃度の低下の原因の究明に役立ちました。

　また、血清ビオチン濃度と免疫機能異常の指標となるヘルパー細胞の割合／サプレッサー細胞の割合との間に逆相関関係が認められました。すなわち、免疫機能異常の指標の数値が上昇しているほど血清ビオチン濃度は逆に低下しており、ビオチンの欠乏が免疫機能の異常の発生に深く関与していることを示しています。この両者の逆相関関係は実験的に作りましたビオチン欠乏状態のラットでも確認されました。

ビオチン欠乏ラットと免疫機能の異常

　ラットをビオチン欠乏状態にしますと、Tリンパ球のヘルパー細胞は変化を生じませんでしたが、サプレッサー細胞は1か月後には実験開始前の50%、2か月後には15%にまで減少しました。その後、ビオチンを毎週1回100μg*ずつ注射しますと、一般状態の改善とともに1か月後には60%にまで回復しました。逆に血清中のAタイプの抗体濃度は、実験開始前0.57±0.02g/Lでしたが、1か月後には0.82±0.03g/Lに上昇しており、IgA腎症を発生していました。ビオチン補充後は元の数値に戻り、腎臓の病変も改善しました。ビオチン欠乏状態ではサプレッサー細胞が減少して、血清中のAタイプの抗体濃度も増加していました。このことは抗体産生が亢進し、免疫機能に異常を生じることを示しています。

　また、糖尿病、IgA腎症、慢性甲状腺炎などの合併症も再現されました。ビオチン欠乏ラットの腸内のリンパ組織は著しい過形成をおこしていましたが、ビオチン補充後は正常に戻りました。この現

象もビオチンが免疫異常に関わっていることを示しています。

*注：1μg（マイクログラム）=1/1000mg（ミリグラム）
　過形成：臓器や組織の細胞の数が増殖するだけでなく、その機能も増強する状態。

ビオチン欠乏を生じる理由

　患者さんで血清ビオチン濃度が低下していたこと、血清ビオチン濃度と免疫機能の異常の程度との間の逆相関関係、合併症の発生およびビオチン欠乏ラットでの再現結果から、ビオチンを補充投与するならば掌蹠膿疱症は改善するのではないかと推測しまして、ボランティアとして協力してくれました患者さんにビオチン投与しました。その結果、血清中のビオチン濃度の上昇とともに、掌蹠膿疱症や合併症が改善することを確認しました。

　では、患者さんでは何故ビオチンが欠乏しているのでしょうか。摂取する食品中にビオチンが欠乏しているからでしょうか。食品中にはビオチンが多く含まれています。そのため、「掌蹠膿疱症の患者さんではビオチンが欠乏しているというのはおかしい」とインターネットの書き込みで非難されましたが、食品中のビオチンは食品中に含まれている蛋白質と結合している「結合型のビオチン」であり、腸から吸収されません。腸から吸収されるビオチンは「遊離型のビオチン」だけですから、ビオチンを含んでいる食品をいくら摂

っても血液中の濃度は上昇しません。つまり、食品に含まれているビオチンは「絵に描いた餅」と同じように利用できません。

ビオチンと腸内細菌

わたしたちは「遊離型のビオチン」をどのようにして得ているのでしょうか。わたしたちが必要なビタミンのうち、ビタミンC以外のものはすべて腸内に住んでいる細菌（腸内細菌）が作り、それらを腸から吸収して利用しているのです。ビタミンCはネズミでは作られますが、人では合成できませんので、野菜や果物などの青果物から補充しなければなりません。

わたしたちの腸の中には100兆個、約500種類の腸内細菌が棲みついています。その中にはビタミンB_1やビタミンB_2を作っている菌がいます。また、ビオチンを作っている菌もいます。わたしたちはこのようにして作られた「遊離型のビタミン」を腸から吸収して、利用していますので、通常、欠乏状態にはなりません。しかし、患者さんの腸内細菌の中には、繁殖するために他の菌が作ったビオチンをどんどん食べてしまう「悪玉菌」が桁違いに多く存在していて、ビオチン欠乏状態をおこしています。表2、3にビオチン欠乏を生じる原因と臨床症状を示しました。

したがって、ビオチンだけを投与していますと、悪玉菌の餌になるだけで、薬としての効果がなくなります（図13）。そこで、掌蹠膿疱症の患者さんでは、ビオチンが「悪玉菌」に食べられないようにする対策も重要な治療法のひとつになります。

よく、テレビなどのキャッチコピーにおどらされて、ビオチンの

I 掌蹠膿疱症について

1．ビオチン摂取量の減少
　　ⅰ）ビオチンを添加しない、または含有量の少ない栄養液の輸液
2．ビオチンの腸管吸収の低下
　　ⅰ）生卵の多食……ビオチンが卵白中に含まれるアビジンと結合するための吸収阻害
　　ⅱ）小腸の広範囲の切除
　　ⅲ）抗てんかん薬、向精神薬の投与……腸からの吸収阻害
3．腸内細菌のビオチン合成の低下
　　ⅰ）腸内細菌叢の分解、消費
　　ⅱ）抗生物質使用による腸内細菌叢の変化
4．ビオチンの喪失
　　ⅰ）腸管瘻*からの消化液の大量喪失
　　ⅱ）血液透析による透析液への喪失
5．ビオチン消費量の増加
　　ⅰ）飲酒、食事の多食後の代謝で消費量が増加
　　ⅱ）喫煙後の解毒のための消費が増加
6．先天性ビオチニダーゼ欠損**……尿中への排泄の亢進

*腸管瘻……腸の炎症性の病気や悪性腫瘍などの癒着・穿通によって、病的に発生する管状の構造
**ビオチニダーゼ……ビオチンの再利用に重要な酵素

表2　ビオチン欠乏を発生する原因

1．口・鼻周囲、陰部などの皮疹、皮膚炎
2．頭髪の褐色変化、頭髪や陰毛などの脱毛
3．眼瞼炎
4．精神症状……抑うつ、無気力、傾眠、妄想、易怒、幻覚、食欲不振
5．神経症状……知覚異常、聴覚異常、筋緊張低下
6．成長、発育の障害、遅延
7．糖・アミノ酸・脂肪酸の代謝障害
8．免疫機能の異常

表3　ビオチン欠乏時の臨床症状

血清ビオチン濃度(nmol/L)　　　　　（平均±標準誤差）

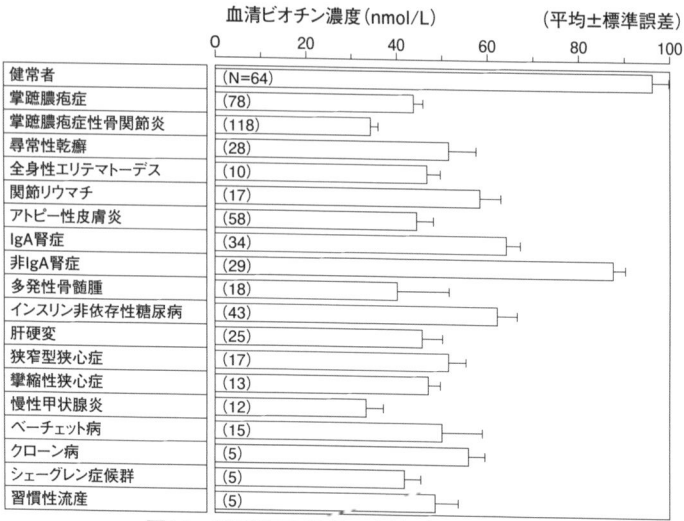

健常者	(N=64)
掌蹠膿疱症	(78)
掌蹠膿疱症性骨関節炎	(118)
尋常性乾癬	(28)
全身性エリテマトーデス	(10)
関節リウマチ	(17)
アトピー性皮膚炎	(58)
IgA腎症	(34)
非IgA腎症	(29)
多発性骨髄腫	(18)
インスリン非依存性糖尿病	(43)
肝硬変	(25)
狭窄型狭心症	(17)
攣縮性狭心症	(13)
慢性甲状腺炎	(12)
ベーチェット病	(15)
クローン病	(5)
シェーグレン症候群	(5)
習慣性流産	(5)

図13　諸種疾患患者の血清ビオチン濃度

サプリメントを服用さえすれば十分と思って、利用する人がいます。しかし、サプリメント中には、腸からのビオチンの吸収を妨げてしまう物質が含まれているために、全く役立たないものがあります。テレビでビオチンも含まれているとコマーシャルされている、ある総合ビタミン剤の中にはビオチンの吸収を妨げてしまうビタミンが5種類も含まれていました。ただビオチンが成分として含まれているというだけで、全く薬として役立っていません。

また、一部の「医療従事者」はビオチンについての知識がないのに、患者さんがビオチン投与を希望しているからとか、他に治療法がないからなどの理由とで、腸内の悪玉菌のことを全く考慮しない

I　掌蹠膿疱症について

でビオチンだけを投与する「ビオチン治療」をしています。一時的には発疹が改善するかもしれませんが、「悪玉菌」に餌を与えていることになりますので、どんどん繁殖してしまい、かえって病状が悪化してしまいます。丁度、泥棒に泥棒の番をさせているようなものです。

そこでビオチンをどんどん食べてしまっている「悪玉菌」の正体を摑むために、患者さんたちから提供してもらいました大便中の細菌の分析をして、犯人探しをしました。そして、つきとめた犯人は、意外にも乳酸菌でした。乳酸菌はビオチンがないと繁殖できない菌であり、その繁殖の程度が血清中のビオチン濃度に比例していることから、この性質を利用して血清中のビオチン濃度を測定してきました（前述）が、「まさか」というのが実感でした。乳酸菌は善玉菌といわれてきたからでした。確認のため次々に患者さんの大便を分析しましたが、すべて同じ結果であり、健康者に比べて乳酸菌だけが桁違いに多く検出されました。そして、健康者では検出されないクロストリヂウム・デフィシルという「超悪玉菌」やウエルシュ菌なども検出されました。この「超悪玉菌」は乳酸菌が存在していますと、どんどん有毒物質を放出して、腸に色々な病気を発生させます。患者さんに便秘や下痢が多いこともその一因になっていると思われます。

乳酸菌は善玉菌か
これまで発表、出版されてきました腸内細菌に関するどの論文や出版物にも乳酸菌は「善玉菌」と強調されているはずなのに、何故

（？）と首をかしげてしまいましたが、その疑問は間もなく解決しました。「乳酸菌は善玉菌」と大騒ぎをしてきたのは日本だけであり、他の国々では腸内に住んでいる細菌の一種と見なしているにすぎませんでした。

　1900年代はじめ、ロシアの生物学者メチニコフ先生が「ヨーグルトの常用によって、ヨーグルトに含まれている乳酸菌が腸内に存在する腐敗菌の繁殖を抑えて、毒素の産生を防ぐ」とヨーグルトの健康増進説を唱えました。以来、ヨーグルト信仰が高まり、テレビのキャッチコピーなどで「乳酸菌は健康によい善玉菌」のイメージ作りがされてきました。

　ヨーグルトに含まれている乳酸菌は腸の中に棲みつきません。腸内に棲みついている乳酸菌に妨害されて、新入りの乳酸菌は一両日で排泄させられてしまいます。最近、わが国でも以前とは違って、乳酸菌万能の考え方を疑問視する人たちが現れるようになり、乳酸菌に関する論文や出版物、テレビのコマーシャルもめっきり少なくなりました。

　掌蹠膿疱症で来院された時の聞き取り調査で、下痢や便秘を繰り返している患者さんが72.1％もいました。また、大便やおならが猛烈に臭く、患者さんが使用した後のトイレは、家族からしばらく敬遠されていることも分かりました。これらのことは患者さんの腸内細菌叢（腸内細菌の集団）のバランスが崩れて、悪玉菌類が繁殖しているために、悪臭のもとになる蛋白質を分解して硫化水素、インドール、スカトール、アミン、メルカプタンなどを生じているため

I 掌蹠膿疱症について

です。治療で病気が改善するようになりますと、腸内細菌叢のバランスが正常化するようになりますので、大便やおならの性状も改善されて、悪臭はなくなります。このことがまた、病気が順調に改善していることを知る目安になります。

ビオチン治療法の確立

腸内細菌構成の正常化

悪玉菌優勢の腸内細菌の構成を正常な状態にしなければなりません。このためには抗生物質が適しています。ビオチンと抗生物質を一緒に投与しますと、悪玉菌の勢力は弱まり、病状は一時的に改善しますが、悪玉菌は間もなく抗生物質に慣れてしまい、前と同じようにどんどん繁殖するようになります。このことを「耐性がつく」といいますが、悪玉菌は抗生物質が存在していても、勢力を盛りかえしてしまって、ビオチンをどんどん食べてしまうようになるため、たとえビオチンを投与し続けていても、薬として役立たなくなります。

図14に掌蹠膿疱症の患者さんにビオチン投与した時の血清ビオチン濃度の変化を示しました。はじめにビオチンだけを投与した時、血清ビオチン濃度は一時軽度上昇し、手掌と足底の膿庖は改善しましたが、次第にビオチンを投与していたにもかかわらず、ビオチンの濃度は投与前の値にまで低下してしまい、それとともに膿庖は再発しました。研究を重ねた結果、整腸剤として使われている活性酪

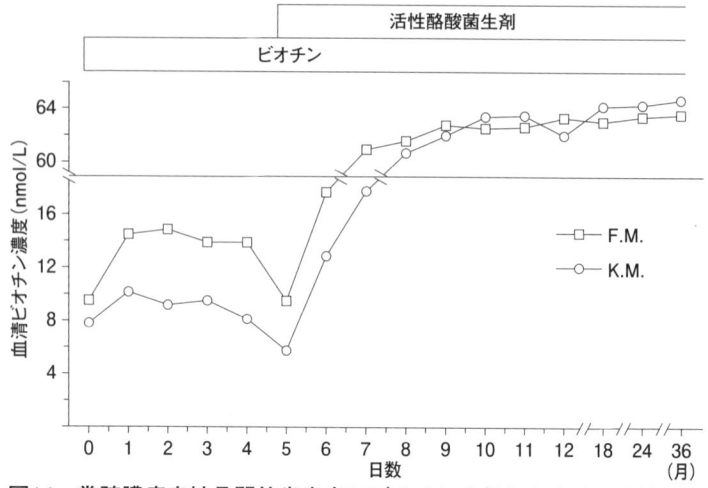

図14 掌蹠膿疱症性骨関節炎患者にビオチンを投与した時の血清ビオチン濃度の変化

酸菌生剤（商品名　ミヤ-BM）をビオチンと一緒に投与しますと、血清ビオチン濃度は再び上昇して高濃度を保ち、膿疱は完全に消失しました。以来再発していません。他方、患者さんの血清中のビタミンC濃度は健康者の1/2しかありませんでした。ビタミンCは免疫機能を正常化するのに必要ですから、処方にビタミンCを加えていますと、ビオチンの免疫機能の改善がより促進されました。

このように活性酪酸菌生剤（ミヤ-BM）をビオチンとともに併用投与しますと、「悪玉菌」の繁殖を抑制してビオチンが「悪玉菌」の餌食にならないようになり、血中のビオチンを高濃度に維持して、ビオチンによる治療効果を増強します。しかし、活性酪酸菌

I 掌蹠膿疱症について

生剤の服用で腸内細菌叢の構成が正常化する過程で、一時的にお腹にガスが発生するためにお腹が張ってしまうことがあります。また、便秘または下痢状態になることがありますが、間もなく普通の排便になります。

よく整腸剤ならどれでも同じと思って活性酪酸菌生剤以外の整腸剤(乳酸菌生剤やフェカーリス菌生剤)が投与されていますが、これらはビオチンをどんどん食べてしまいますので注意しなければなりません。また、乳酸菌はインターロイキン-12(IL-12)*を放出してAタイプ抗体の産生を促進する作用も知られています。Aタイプ抗体はほとんどが腸のリンパ組織でつくられ、正常な免疫機能の維持に重要な働きをしていますが、あくまでもバランスがとれた状態下のことであり、過剰に作られてしまった場合は、かえって種々の病気を発生させる要因になってしまいます。

*注:IL-12……細胞間のコミュニケーションを行う物質の一種。免疫機能に重要。

患者さんの大便中に桁違いに多く乳酸菌が検出され、腸内のリンパ組織でAタイプの抗体がどんどん作られています。そして、前述のように、掌蹠膿疱症の患者さんでは血清中のAタイプ抗体の濃度が増加していて、膿疱の部位の皮膚に多量に沈着していました。乳酸菌は繁殖するためにビオチンが必要であり、ビオチンをどんどん食べてしまってビオチン欠乏をおこしてしまいますから、病状がますます悪化してしまいます。

この処方内容の薬で掌蹠膿疱症の膿疱様の発疹だけでなく、骨にまで病変が及んでしまっている掌蹠膿疱症性骨関節炎も、時間はかかりますが治ります。処方の内容があまりにも簡単なため、ほとんどの医師は無視または半信半疑であり、また、廉価で収益が少ないこともこの治療法が普及しない大きな理由になっています。

　この治療法は「歯痛に鎮痛剤」のように即効的ではありません。治療を開始しますと、まず、体の中でおこっている種々の代謝障害が正常化します。それに伴って免疫機能が正常化します。その後で皮膚や骨の病変が改善、正常化しますから時間がかかりますので治療を中断しないでください。このことがまた、せっかちな患者さんたちになかなか受け入れられない理由です。

ビオチン治療の経過

皮膚病変の改善

　手掌の病変が改善するのに通常6か月以上、足底は皮膚が厚いため7～8か月以上かかります。治療開始間もない頃は、発疹が消えて治ったように思えても、風邪をひいたり、極度に疲労して体調が不良な状態になったりしますと、再び発疹が誘発されて発生することがあります。しかし、一時的であり、治りますので、心配しないでください。

　図15は他医で10年間治療されてきた53歳の男性患者（KM）さんの手掌のビオチン治療前（図上）と治療7か月後（図下）の写真で

I 掌蹠膿疱症について

す。治療前にみられた膿疱や角化性紅斑、水疱、落屑が、治療後には全く正常状態になっています。現在、治療中止後9年経ちましたが、再発していません。

図16も他医で15年間治療されてきた39歳の男性患者（TA）さんの足底の写真です。左はビオチン治療前（図左）、右は治療7か月後（図右）です。治療前の膿疱や膿疱が乾固した赤褐色の痂皮、角化性紅斑は、ビオチン治療で完全に改善しています。治療中止後9年になりますが、再発していません。ビオチン治療を2年半〜3年続ければ再発しません。完治します。副作用は全くありません。

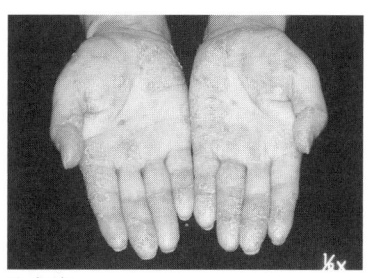

治療前

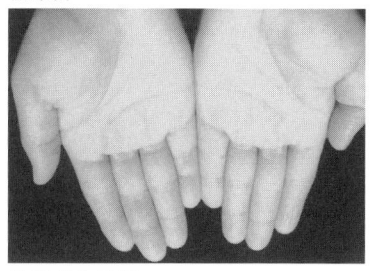

治療7か月後

図15 掌蹠膿疱症患者（KM、52歳、男性）にビオチン治療をした時の手掌

骨病変の改善

新しい爪に生え変わるのに1年以上を要します。骨の場合は病変の程度にもよりますが、2〜4か月で痛みは殆んどなくなります。鎖骨の骨膜のむくみが改善するためですから、治ったと錯覚して重いものを持ち運んだり、ゴルフなどの運動をしたりしないでください。体を動かしても痛まなくなり、X線写真上でも骨の病変の正常

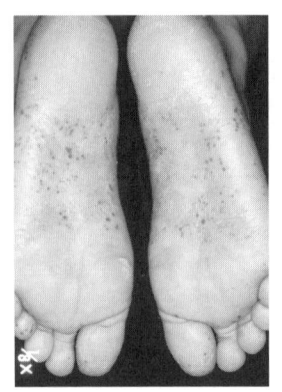

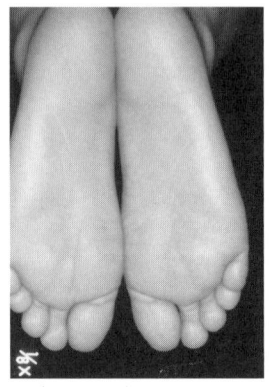

治療前　　　　　　　治療7か月後
図16　掌蹠膿疱症患者(TA、39歳、男性)にビオチン治療をした時の足底

化が確認されるまでに1～2年を要します。骨の病変が著しい場合には、もう1年ぐらいかかります。その間は日常生活に必要な最低限度の動き以外、出来るだけ安静にしていてください。よく1週間に一度ぐらいならテニスやゴルフをしてもよいのではないかという患者さんがいます。このような患者さんにはX線写真上での骨の病変を示しながら、自重して欲しいと指導していますが、なかなか素直に聞き入れてくれません。

よく女性の患者さんから季節の移り変わりに胸鎖部の痛みを訴えられますが、家族の衣類の出し入れに腕を使い、鎖骨の病変部位に負担をかけるからです。

ビオチンには鎮痛作用がありませんので、痛みが激しい場合には、骨の病変が改善して痛みが消失するまで鎮痛剤を補助的に服用してください。

I 掌蹠膿疱症について

図17の上は51歳の男性（KM）の治療開始前の胸鎖部の骨X線像です。20年間諸医師の治療を受けられてきましたが、手掌と足底の膿疱、胸鎖部の腫脹と激痛で苦しんできました。両側の鎖骨と第1番目の肋骨が胸鎖関節側にかけて肥厚し、び慢性に骨形成部分の硬化像（写真では白色）と骨吸収部分の透明像（写真では黒色）が混在しています。特に左側（写真では向かって右側）で目立っています。頸が右側に傾いていますが、痛みを和らげようとしているためと思われます。図下

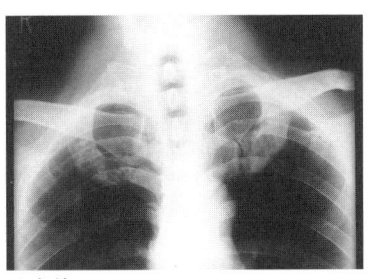

治療前

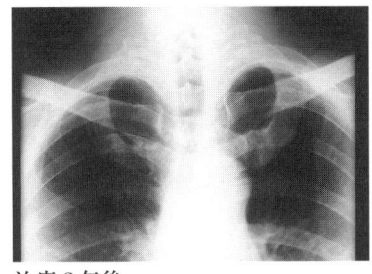

治療2年後

図17　掌蹠膿疱症性骨関節炎患者（KM、51歳、男性）にビオチン治療をした時の胸鎖部の骨X線像

はビオチン治療開始2年後のX線像です。骨の輪郭は鮮明になり、骨幅は著しく狭小化して、骨の構造が健康者の場合のように均一化しています。痛みを和らげるために右側（写真では左側）に傾けていた首が、治療後真っ直ぐになっています。3年間で治療を中止しましたが、10年後も皮膚の発疹を含め、再発していません。

図18の上は48歳の男性の治療開始前の胸鎖部の骨X線像です。30年間掌蹠膿疱症として諸医師の治療を受けられてきました。両側の

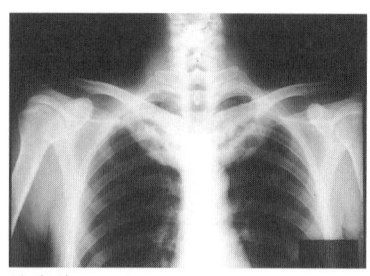

治療前

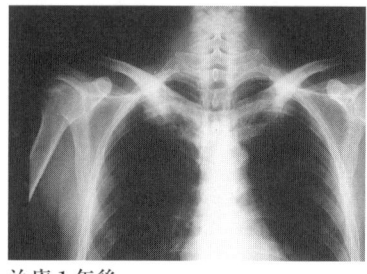

治療1年後

図18 掌蹠膿疱症性骨関節炎患者（MK、48歳、男性）にビオチン治療をした時の胸鎖部の骨X線像

鎖骨と第1番目の肋骨が肥大し、骨化（写真では白色）、融合して一塊になっています。逆八字形を呈しており、「イカリ肩」を呈しています。胸鎖関節側の端の鎖骨が破壊して、胸骨と癒着（強直）していることが推測されます。図下はビオチン治療開始1年後のX線像です。び慢性に形成されていた鎖骨の骨化は改善して薄くなり、骨の輪郭も鮮明となっています。また、骨の構造が鮮明になっています。肋骨の骨幅は狭くなり、骨化も改善・正常化しています。痛みなどの自覚症状もありません。

　昭和61年（1986年）にビオチン治療を始めましてから、今日まで5000名の患者さんを診療してきました。このうち残念ながら受身喫煙を含めて、禁煙しようとしなかったり、禁煙できなかったりした人、真面目に治療に取り組もうとしないで中断してしまった人、消息が分からなくなって連絡がとれなくなってしまった人が約30％います。これらの人たちを除いて、真面目に治療されてきた患者さんのうち、平成15年（2003年）までの約1400名患者さんは全員完治さ

れており、いまは治療していません。それ以降に来院された患者さんの中にも治療を中止して、経過観察中の方が多くなりましたが、再発している患者さんはいません。

ビオチン服用の方法

　ビオチンはビタミンＢ群に属する水溶性のビタミンですから、腎臓から排泄されやすく、一定の間隔で服用しなければ、十分な薬効を得られません。飲み忘れやその後での「まとめ飲み」をしていては、薬として有効な血液中の濃度を維持できないからです。
　ビオチンは通常、経口的に投与しています。薬の吸収がゆっくりで、血清中の濃度は急激には高くなりませんが、持続した薬効が期待できるからです。ビオチンを筋肉内に注射しますと、ビオチンが腸を経由しないため、血清中の濃度を高めるのに役立ちます。したがって、腸内が悪玉菌優勢の状態でビオチン治療を開始した時には、経口的投与と筋肉内注射を併用しますと、効果的な薬効を期待できます。また、病状がひどく、入院が可能で、早い治療効果を求めている患者さんには１日２回、朝と夕方にビオチンを筋肉内注射しています。

　診察後に行っています病気に関する説明の際、よく患者さんからビオチンの服用の方法や服用量について質問されます。他の「俄か専門家」から「ビオチン治療」をされてきた患者さんたちに多く、ビオチンの量をどんどん増加されてきたにもかかわらず治らなかっ

たと苦情を言われます。ビオチンに副作用が無いことは、薬の使用基準が最も厳しいアメリカのFDA（食品衛生局）でも証明されていますが、それはビオチンは水溶性のビタミンであり、必要量以上服用しても尿中に排泄されてしまうからです。また、「俄か専門家」の中にはビオチンの静脈内注射をしている人がいますが、血液は17秒で体の中を一巡しますから、ビオチンのような水溶性のビタミンはたとえ大量に静脈内注射をしても、速やかに腎臓から排泄されてしまい、薬効は得られません。賢明な患者さんでしたら、ビオチンの大量投与や静脈内注射は無益な医療行為だということをお分かりになると思います。

　ラットによる実験では、ビオチンを筋肉内注射しますと、40分後血液中の濃度は最高値に達しますが、以後漸減して4時間後には注射前の濃度に戻りました。注射した量のビオチンは代謝されて尿中に排泄されましたが、多量に注射しますと、注射量に応じてビオチンのままで排泄される量が増えました。このことは必要量以上にビオチンを投与しても、そのまま尿中に排泄されてしまうことを示しています。静脈内注射では血液中のビオチン濃度は注射中に一時的に上昇しても、注射後はそのまますみやかに尿中に排泄されてしまい、注射前の濃度に戻ってしまいました。このことはビオチンが体に利用されていないことを示しています。

I 掌蹠膿疱症について

ビオチン治療上の注意

卵白とビオチン治療

　ビオチンを生卵の白身と一緒にしますと、白身に含まれているアビジンという蛋白質とがっちり結合してしまい、腸から吸収されなくなります。ビオチンは熱に強いですから、加熱して卵を食べてください。しかし、卵黄にはアビジンが含まれていませんので、生のままで食べられます。

　アメリカのサイデンストリッカー先生が人に毎日生卵を10個ずつ食べさせたところ、3週間後にアトピー性皮膚炎が発生し、5週間後には胸に狭心症様の痛みと心筋梗塞様の心電図が発生したので実験を中止し、ビオチン注射で改善したと報告しています。筆者が実験に用いているビオチン欠乏ラットは乾燥卵白を餌として与えて作っていますが、3週間後、口吻周囲の毛が抜けはじめ、5週間後には全身の毛が抜けて皮膚が露出するようになり、アトピー性皮膚炎様になります。さらに欠乏食を与え続けますと、掌蹠膿疱症や糖尿病、IgA腎症などの合併症によく似た状態になります。また、不整脈や狭心症、心筋梗塞様症状を発生して、死亡するようになります。このようなラットにビオチンを与えますと、これらの異常はすべて改善、正常化します。しかし、加熱した乾燥卵白の餌では、熱でアビジンが変性してビオチンと結合しなくなりますので、いくら与えてもビオチン欠乏ラットは発生しません。

喫煙とビオチン治療

掌蹠膿疱症と掌蹠膿疱症性骨関節炎の患者さんでは喫煙者が多く、表4で明らかなように患者さんでは喫煙指数（1日のタバコの本数×喫煙年数）が男女ともに上昇していました。特に、骨の病変が著しかった患者さんでは有意に上昇していました。喫煙が病気の発生や悪化に関わっていることを示しています。

	男	女
掌蹠膿疱症	537.8	301.9
掌蹠膿疱症性骨関節炎	648.0	443.7
健常者	392.0	175.4

表4　掌蹠膿疱症および掌蹠膿疱症性骨関節炎患者の喫煙指数

喫煙はニコチンを解毒するためにビオチンを多量に消費してしまいますから、禁煙しなければ、薬としての治療効果は得られません。また、病気を悪化させてしまいます。タバコを1日80本20年間吸っていた患者さんが、職場の同僚にも協力してもらい、禁煙後4か月で膿疱が完全に消失し、以後再発していません。しかし、再三再四禁煙の指導をしましても、「好きなものは止められない」と禁煙しようとしなかった患者では、膿疱は消失しませんでした。患者の中には「禁煙しなくても治る治療法を考えろ」と禁煙を拒否する者もいます。

タバコの煙はタバコ自体を通過して喫煙者に吸い込まれる主流煙とタバコの点火部位から大気中に出る副流煙とに分けられます。また、喫煙者がタバコを吸って、吐き出した煙を呼出煙といいますが、たとえ患者さん自身はタバコを吸わなくても家族や職場の同僚

I 掌蹠膿疱症について

が喫煙していますと、その呼出煙と副流煙を吸い込んでいることになり、喫煙者から排出される煙の中に含まれているニコチン・タールを2～3倍多く吸ってしまいます。このような状況を「受動喫煙」または「受身喫煙」（主流煙を吸引することを能動喫煙）といいますが、このような環境下では、喫煙者と同じように、健康を害するだけではなく、ニコチンの分解にビオチンが消費されてビオチン欠乏状態になってしまいますので、体の中でおこっている代謝障害や免疫機能の異常が改善されず、病気が治りません。

患者さんが禁煙されてビオチン治療を続けてきたにもかかわらず、治療がなかなか奏効しない場合、家族や同僚が喫煙していたための受動喫煙者であった例もあります。家族や同僚の協力で患者さんが禁煙の環境下で生活されるようになりますと、皮膚や骨の病変はすみやかに改善します。

掌蹠膿疱症性骨関節炎として約2年間ビオチン治療を続けたにもかかわらず足底の発疹と胸痛が治らないと、36歳の女性の患者さんが関東地方から来院しました。この患者さんの初診時の皮膚や骨の病変は軽かったにもかかわらず、治療経過がはかばかしくなかったので、喫煙について問いただしました。患者さんは禁煙したにもかかわらず、同行してきました夫が禁煙に協力しないため「受身喫煙」の状態だったことが分かりました。夫に、喫煙が掌蹠膿疱症の増悪因子であり、ビオチン治療の妨げになっていることを話して、治療のために協力してくれるように懇請しましたが、了解してもらえませんでした。

アルコール類の多飲も同じように、アルコールを分解するためにビオチンを多量に消費してしまいますので、ビオチン治療は奏効しません。ビールなら大瓶２本が限界です。年末年始に病状が悪化しやすいのは、飲酒の機会が多いためです。２年半ビオチン治療を続けてきたのに発疹が全然治らなかった50歳代の男性は、焼酎を毎日２～３合飲んでいました。

　２年間ビオチン治療を続けてきたが、皮膚の発疹も胸の痛みも治らないと57歳の女性患者さんが中国地方から来院しました。患者さんは、指導されたように患者さんとご家族は禁煙されていることを強調していました。しかし、日常生活についての問診で、毎週、知人たちとパーティを開いており、会場にタバコの煙がたちこめるために「受身喫煙」の状態になっていることと、アルコールを多飲していることが分かりました。そこで、パーティでの「受身喫煙」やアルコールの多飲がビオチン治療の妨げになっている可能性を示唆したところ、患者さんは「治療効果があらわれない原因をパーティのせいにしている。パーティを止めろということか。絶対やめない」と反論するだけでした。このように自己主張が強く、指導を聞き入れてくれないような事例を時々経験しています。

　ビオチン治療を続けてもサッパリ効果がないと批判している「俄か専門家」や「ネット評論家」たちは、受身喫煙や飲酒が治療に著しく影響していることをご存知でしょうか？

受動喫煙（受身喫煙）について
　受動喫煙は「他人のタバコの煙を吸わされること」だけではな

I 掌蹠膿疱症について

く、「タバコの煙にさらされること」であり、国際的に広く用いられているpassive smokingの訳語です。近年、わが国でも呼吸器系や脳血管系などの病気を発生する引き金となることが認識されるようになり、受動喫煙に対する対策が社会問題化されてきました。

特に海外では子供のアトピー性皮膚炎や気管支炎などの発生は喫煙する母親のタバコの煙に曝されていることと密接な関係があり、喫煙していない母親の子供ではこれらの病気にかかっている者がいなかったことが報じられています。子供の生活の場は家庭であるため、常に母親のタバコの煙に曝されていることが原因になっているわけです。

筆者は掌蹠膿疱症で来院される患者さんに受動喫煙の悪影響についても繰り返し説明し、「患者さん自身が病気を治すために取り組む最初のことは受動喫煙を含む禁煙である」と強調しています。残念なことに、筆者が患者さんはもちろんご家族や職場の同僚たちに禁煙への協力を懇請しましても、「たかがタバコの煙にさらされるぐらいのことで」という意識が強く、なかなか協力してもらえません。

タバコの煙中には4000種類以上の化学物質が含まれており。そのうち200種類以上が有害物質といわれています。建物のなかで喫煙されますと、これらの物質は換気や空気清浄機で完全に浄化できませんので、非喫煙者を喫煙者から守ることはできません。

タバコの煙の中の主な有害物質としてニコチン、タール、一酸化炭素の3種類が知られており、これらの物質の濃度が受動喫煙に曝

されている程度を知るための有用な指標として考えられています。

　なかでもニコチンはタバコの煙に由来する代表的な有害物質であることから、アメリカではニコチンとその代謝物質コチニンの血液中の濃度や尿中への排泄量がタバコの煙にどのくらい曝露されているかを知るための有効な指標とされています。特にコチニンはニコチンと違って体の中で比較的安定しており、感度も高く、受動喫煙の曝露の程度と血清中のコチニンの濃度との間に量的な関係があることから、測定にしばしば利用されています。

　筆者が掌蹠膿疱症の患者さんで血清中のコチニン濃度を測定したところ、ビオチン治療中でも喫煙を止めようとしなかった患者では著しく増加しており、血清ビオチン濃度は逆に低下していました。免疫機能異常の指標となるTリンパ球のCD4/CD8(前記)も異常高値を示していました。また、禁煙してビオチン治療を1年半以上していたにもかかわらず皮膚の病変がなかなか改善しなかった受動喫煙者でも、タバコの煙にさらされないように注意されてきた非喫煙者に比べて血清コチニン濃度が有意に増加しており、血清ビオチン濃度は低下していました。また、Tリンパ球のCD4/CD8も異常数値を示していました。すなわち、ビオチン治療が奏効しなかった受動喫煙者では血清ビオチン濃度は低下しており、免疫機能も改善していませんでした。

　しかし、筆者の指導で受動喫煙にさらされないよう注意されてきたビオチン治療中の患者さんでは、血清中にコチニン濃度は殆ど検

I 掌蹠膿疱症について

出されませんでした。血清中のビオチン濃度は増加しており、CD4/CD8は正常の範囲内でした。皮膚や骨の病変もすみやかに改善しました。タバコの煙への曝露の減少が患者さんの掌蹠膿疱症の改善に効果的なことを示しています。

以上の結果から、ビオチン治療中の掌蹠膿疱症の患者さんが周囲の人たちのタバコの煙にさらされていますと、ビオチン治療が奏効しませんでしたが、ビオチンが吸入したニコチンを分解するのに消費されてしまったため、薬として奏効していなかったことが考えられます。

追記：ビオチン治療が奏効していなかった一部の患者さんでは、腸からのビオチン吸収を妨げてしまう化学構造を持つ薬が投与されていました。

薬剤とビオチン治療

精神安定剤や睡眠薬、抗てんかん薬の中にはビオチンの腸からの吸収を妨げる作用があります。これらの薬剤を常用していますと、腸からのビオチンの吸収が妨げられてしまいますので、ビオチン治療が無効になってしまうことがあります。服用されている薬剤がカルバミド基（-NH-CO-）やウレイド基（-NH-CO-NH-）という構造をもっているかどうかを担当医に確かめてください。

掌蹠膿疱症が原因不明で、治療法がないといわれたために精神的に不安定になったり、不眠症になったりされて精神安定剤や睡眠薬が投薬されています。患者さんの診察の際に服用されてきた薬につ

いてお聞きしていますが、なかなか話してくれません。このような患者さんでは言動に不自然さが認められますので、推測できます。時間をかけて服用されている薬がかえって病気を悪化させたり、治療を妨げたりすることを説明しますと、10人に2人の割合で服用されていることが分かり、改めて「原因不明。治療法なし」といわれてきた"治療"と精神的な衝撃が、いかに患者さんたちを苦しめてきたかを痛感しています。

　胸鎖部痛のため10数か所の病院や医院を受診してきた66歳の男性患者さんが、ある医院で掌蹠膿疱症性骨関節炎として2年半「ビオチン治療」を受けられてきたにもかかわらず、痛みが増悪してきたとして来院されました。

　胸鎖部には著しい腫れと圧痛があり、腕を自由に動かすことが出来ず、骨のX線検査で鎖骨、胸骨、第1番目の肋骨がそれぞれ肥大しており、骨の著しい破壊と石灰化で「ひとかたまり」になっていました。2年半にわたって処方されてきました薬を調べましたら、鎮痛剤から胃を保護するために処方されてきた2種類の薬に「カルバミド基」が含まれており、ビタミン剤の1種類にも含まれていました。この他に乳酸菌生剤も処方されていました。これらのためにせっかくの「ビオチン治療」も薬効が妨げられていたことが分かりましたので、他の種類の薬に変えるよう指導しました。

　ステロイドホルモン剤やシクロスポリン、メソトレキセートなどの免疫抑制剤、あるいはエトレチネート（ビタミンA誘導体の一種）を服用していますと、ビオチンの薬効を妨げてしまいますの

Ⅰ　掌蹠膿疱症について

で、ビオチン治療は無効になります。しかし、ビオチン治療をする目的でこれらの薬の服用を急に中止しますと、リバウンド現象をおこして重篤な状態をひきおこしてしまいます。したがって、医師の指導を受けながら、徐々に服用量を減らしてください。このような薬で治療されてきた患者さんでは服用を中止しても、ビオチン治療の効果が現れるまでに時間がかかります。

　他の「俄か専門家」から１年間ビオチン治療を受けたにもかかわらず、効果がないのはビオチンの投与量が少ないためとして、ビオチンを１日８回も投与されてきた患者さん（41歳、女性）が来院しました。問診で20歳の時、排卵日に発生しやすい「むくみ」を「特発性浮腫」*と診断され、以来、強力な利尿剤を投与され続けてきたことを知りました。このような状態では、せっかくビオチンを多量に頻回服用しても、すぐ尿中に排泄されてしまい、ビオチン治療が無効だったと推測しました。利尿剤を急に中止しますと、長期間の利尿剤治療で腎臓の機能は利尿剤依存になっているので尿が排泄されなくなり、かえって「むくみ」が増強してしまいますから、徐々に服用量と服用回数を減らさなければなりません。そこで、この利尿剤の一回の服薬による薬効の持続時間が４時間であることから、早朝に利尿剤を服用させてむくみをとった後、ビオチンを服用するように指導しました。次第に利尿剤を服用しなくても尿が順調に排泄されるようになって「特発性浮腫」も治りました。また、ビオチンの投与回数を他の患者さんの場合と同じように３回に減らしたにもかかわらず、間もなくビオチン治療の効果が現れるようになり、１年後には皮膚の発疹も骨の病状も改善して、久しぶりにサン

ダルの感触を味わいながら、楽しく日常生活をされるようになったと喜ばれています。

*注：特発性浮腫……心臓や腎臓などの病気がなく、女性ホルモンの影響を受けて発生するといわれている浮腫。利尿剤の乱用で、腎臓の機能が利尿剤依存になってしまうため、発生するともいわれている。

　先日、慢性腎不全のため長い間血液透析を受けられてきた患者さんが、掌蹠膿疱症を発生して来院されました。血液透析は腎臓の機能が著しく障害され、体の中に蓄積する老廃物を尿中に排泄できなくなった人におこなう「血液を洗って、きれいにする」治療です。しかし、この治療は、同時に血液中に含まれている必要な物質や成分まで取り除いてしまいますので、色々な病気を誘発してしまいます。ビオチン欠乏も血液透析によって発生します（前出表2参照）。したがって、この治療を受けている人は、血液透析で失う物質や成分を常に補わなければなりません。筆者は以前、血液透析を受けられている患者さんに頻発する心筋梗塞の原因を突き止めたことを思い出しました。カルニチンという物質が透析液中に失われてしまうために脂肪の代謝が障害されて、動脈硬化が発生し、心筋梗塞をおこすからです。そこで、透析治療の終わりにカルニチンを補充投与することによって、心筋梗塞の発生を防げることを海外の医学誌に発表し、このことが多くの研究者たちによって証明されました。
　透析治療中の患者さんでは透析治療によって失われるビオチンの量を考慮して、ビオチンの投与量や投与の方法を考えなければなり

Ⅰ　掌蹠膿疱症について

ません。来院された掌蹠膿疱症の患者さんのビオチン治療の経過は順調です。

　潰瘍性大腸炎で手術を受けた後、掌蹠膿疱症が発生した患者さんが来院されました。表2に示しましたように、腸を広範囲に切除した後に生じる短腸症候群（short gut syndrome）によって生じる腸内細菌の構成異常とビオチンの吸収障害が欠乏の原因となっていると診断しました。

　腸から内服薬の十分な吸収が期待できないことから、1日朝夕2回のビオチンの筋肉内注射をすすめましたが、患者さんの治療に対する熱意の欠如のため、治療が行われていなかったにもかかわらず、患者さんが一方的にインターネット上で「ビオチン治療が効かない」と書きこんでいました。同じ状態の別の患者さんではビオチンの筋肉内注射が奏効しています。

「健康診断で血液中の尿酸の値が高く、治療の意味で水をどんどん飲んで尿と一緒に尿酸を排泄するようにと他の医師に指導されたので、毎日数リットルずつ飲んでいたところ、ビオチン治療で改善していた皮膚の発疹がまた再発した」と男性の患者さんが来院されました。相前後して、女性の患者さんが、血糖値が高いのでどんどん水を飲んで薄めるようにと指導を受けたので、毎日多量の水を「治療のため」に飲んできたところ、発疹が再発してきたと来院されました。いずれも予想もできなかった「水治療」によって、服用していたビオチンが尿中にどんどん排泄されてしまい、血液中の濃度が低下してしまったためと思われます。それぞれの患者さんに高尿酸

や高血糖の「水治療」を止めさせて、それぞれの特効薬による治療をしたところ、皮膚の発疹は改善しました。

掌蹠膿疱症と掌蹠膿疱症性骨関節炎の発生頻度

　掌蹠膿疱症と掌蹠膿疱症性骨関節炎は発生頻度が10,000～20,000人に1人といわれ、これまで稀な病気とみなされてきましたが、東京、仙台、秋田とお互いに全く関連性がない3か所を対象にした調査では400～500人に患者1人の割合でした。

　病気はしばしば同じ家系内、ことに母と子や同胞に発生しています。これまでの調査では、母と子は132組、同胞は74組でした。母親と5名の子供が皆、掌蹠膿疱症や掌蹠膿疱症性骨関節炎だった例もありました。母親同士が姉妹関係の従兄弟や従姉弟にも発生していました。また、掌蹠膿疱症（性骨関節炎）の母とアトピー性皮膚炎の子も86組でした。しかし、父と子はわずかに3組でした。遺伝子には異常はなく、出産の際、母親の腸内細菌が子に株分けされますので、同じタイプの腸内細菌が関わっているためと思われます。掌蹠膿疱症（性骨関節炎）の母親の子は必ず発病するとは限りません。たとえ、母親と同じ腸内細菌構成であっても、食生活を含めた生活環境が強く影響していると思われます。

　筆者が診療してきました掌蹠膿疱症と掌蹠膿疱症性骨関節炎の患者さんの発病年齢は6歳から82歳にわたっており、30年以上も苦しみ、悩まれてきた患者さんもいました。

I 掌蹠膿疱症について

　13歳で発病し、48年間も苦しみ、悩んでこられた女性の患者さんもいました。「あらゆる治療」を受けてこられたにもかかわらず、腕の上下運動や体の屈伸運動は不能であり、案山子のような姿勢でした。ビオチン治療開始1年後には体を動かせるようになり、1年半後には人手をかりなくても日常生活ができるようになったと喜ばれています。

　発病は男性では30〜40歳代、女性では40〜50歳代で多く、それぞれ59.5％、65.0％でした。男女比は1対3.5と圧倒的に女性に多いですが、病状が進行していた患者さんでは、男女差が殆どありませんでした。受診された男性の患者さんでは軽症の人は少なく、重症の人が多かったことから、女性の患者さんと違って、男性の患者さんは病気が進行状態にならないと、受診しないためと思います。

掌蹠膿疱症性骨関節炎と骨の異常

　皮膚科の教科書には患者さんの約10％に胸や脊椎、骨盤の関節に関節炎を発生すると記載されていますが、筆者が診察した患者さんの69％で胸、背中、腰に激痛や腫脹を伴っており、骨のX線検査や骨シンチグラフィー＊で鎖骨、胸骨、肋骨、脊椎、骨盤、下顎骨などの骨や関節に肥大、変形、破壊、骨化などの像が観察されました。また、石灰化による硬化性の像とは逆に骨がくずれて糜爛状になっている例も観察されました。すなわち掌蹠膿疱症性骨関節炎を発生していました。

＊注：骨シンチグラフィー……骨の病変部に集まる性質をもつアイソトープが放出する放射線をＸ線フイルムに感光させ、その像から病変の部位や程度を診断する方法。

　痛みを訴えていなかった残りの31％の患者さんでも、骨のＸ線検査でかならず骨の病変が確認されました。また、来院された患者さんのうち、14％の方は痛みだけを訴えられ、皮膚に発疹は認められませんでした。そのため20年以上もの長い間、肩こり、肋間神経痛あるいは椎間板ヘルニアなどの病名で治療されてきました。
　掌蹠膿疱症を含む掌蹠膿疱症性骨関節炎患者さんでは、骨の病変が主として胸鎖部（鎖骨、胸骨、上部の肋骨の部位）だけの場合は約20％であり、胸鎖部のほかに脊椎にまで進んでいる場合と骨盤の仙腸関節にまで及んでいる場合はそれぞれ約40％でした。

　脊椎や骨盤の病変が糜爛状態で椎体炎をおこしていますと、激痛のため体を動かしたり、寝返りしたりすることもできなくなります。そして、ただ激痛を耐えるだけしかなく、女優の奈美悦子さんの著書『死んでたまるか！』の中にも、その時の苦痛と苦悩がなまなましく書かれています。
　手掌や足底の皮膚の病変は一時的に治ったような状態（寛解）になることがありますが、骨の病変は絶えず進行しており、次第に悪化して、激痛のために身動きが出来なくなり、ついには車椅子の生活を強いられるようになることもあります。また、激痛のために睡眠もとれなくなり、しばしば精神的に不安定状態に陥って、精神安

定剤による治療が必要になります。

皮膚の病変と骨の病変

　骨は不変のものではなく、古くなった骨を処理する破骨細胞と、骨を新しく作る骨芽細胞が絶えずバランスよく作用しあっています。その経過がゆるやかなため、見かけ上変わらないようにみえます。しかし、炎症性のサイトカインが作用しますと、破骨細胞が活性化されて正常のバランスをくずしてしまうため、骨をどんどん削り取り、破壊してしまうと考えられています。その結果、掌蹠膿疱症の患者さんで観察される骨病変が発生するわけです。

　一般に皮膚の病変が著しい患者さんでは、骨の病変は比較的軽く、逆に骨の病変が著しい患者さんでは、皮膚の病変は軽度でした。特に、皮膚の病変が治ったように思われていても、骨の病変が高度で胸鎖部が大きく腫れていたり、「イカリ肩」のために腕の上下運動ができなくなったり、あるいは脊椎がつながって竹筒様の脊椎になって「強直性脊椎炎」をおこして案山子のような姿勢になっていた患者さんでは、ほとんど手掌や足底に発疹が認められませんでした。

　では、同じ掌蹠膿疱症性骨関節炎でありながら、何故このような違いを生じるのでしょうか。

　異物（抗原）が体の中に侵入してきますと、レーダーの役割をしているマクロファージはその抗原が危険か安全かを認識するだけでなく、その種類まで認識してしまいます。このような働きを持って

いる細胞を抗原提示細胞といいますが、この抗原提示細胞によって誘導されるTリンパ球のヘルパー細胞（Th細胞）は産生するサイトカインによって、Th1細胞とTh2細胞とに分けられます。

　Th1細胞は主としてインターフェロン（INF）-γを産生して、細胞性免疫が関わっている病気の発生に、また、Th2細胞はインターロイキン（IL）-4、IL-5、IL-10、IL-13を産生して、液性免疫ないしアレルギーが主体になっている病気の発生に重要な役割を果たしていると考えられています。

　新生児で産生されるサイトカインはIL-4とIL-5で免疫系はTh2型であり、INF-γのようなTh1型は少ないですが、生後さまざまな病原菌や腸内細菌群による刺激によってTh1型が次第に発達して、Th1/Th2のバランスがとれた免疫系が完成すると考えられています。しかし、過剰な免疫応答によってサイトカイン産生に差を生じてTh1細胞またはTh2細胞のいずれかが優位な状態になりますと、同じ原因抗原によっても免疫の応答が異なり、病気の発生に違いを生じるようになるのではないかと考えました。そして、Th1細胞／Th2細胞の比の違いがそのメカニズムを解明する手がかりになるのではないかと検討しました。

　腸内細菌のうち、乳酸菌はTh1細胞を誘導して、腸内のTh1細胞を増やそうとします。Th1細胞とTh2細胞はお互いに制御し合っていますが、腸内に乳酸菌が桁違いに多く存在している場合には、このバランスが崩れてしまい、Th1細胞が増加したままの状態になります。また、Tリンパ球からのINF-γの産生を誘導するIL-12自身

Ⅰ　掌蹠膿疱症について

（平均±標準誤差）

掌蹠膿疱症性骨関節炎	皮膚病変が著しい例　(n=50)	7.3±1.9※
	骨病変が著しい例　(n=50)	18.6±5.8※
尋常性幹癬	(n=50)	5.5±2.3※
健常者	(n=50)	1.0±0.2

※P＜0.001

表5　掌蹠膿疱症性骨関節炎および尋常性乾癬患者のTh1／Th2の比

もTh1細胞の増加を促進しています。また、実験的にサイトカインの産生に血液中のビオチン濃度が関わっていることが明らかになっています。

　表5に掌蹠膿疱症の患者さんと尋常性乾癬の患者さんのTh1細胞／Th2細胞の比を示しました。皮膚病変より骨病変が著しかった患者さんでは、骨病変より皮膚病変が著しかった患者さんより著しく上昇していました。骨の病変が比較的軽い尋常性乾癬の患者さんでは、統計学的に皮膚病変が著しかった掌蹠膿疱症の患者さんの数値との間に差がありませんでした。健康者では1.0±0.2でした。

　この結果から、掌蹠膿疱症の発生まもない、皮膚症状が著しい急性期の病変はTh2細胞がひきおこし、病気の経過が長くなり、骨の病変が目立ってきた慢性期の病変はTh1細胞が働いていると推測できます。すなわち、Th1細胞／Th2細胞の比は病気の発病や病像、予後（病気の経過や結末の見通し）を知る指標となることを示しています。

　皮膚の病変が著しかった患者さんでは、しばしば血清中のEタイプの抗体（濃度）が上昇しており、血液中の好酸性球数が増加して

いました。このことからアトピー性皮膚炎の患者さんと同じように、皮膚病変の増悪にインターロイキン（IL）-4を産生するTh2細胞が重要な役割を果たしていることが考えられます。近年、アトピー性皮膚炎の患者さんで皮膚の発疹形成の経時的変化を観察した実験の結果、病気の初期にはTh2細胞が誘導されて、IL-4とIL-5が産生され、これらに誘導されたマクロファージがIL-12を産生してTh1細胞が誘導され、インターフェロン（INF）-γ*が産生されたことが報告されています。このことから、骨病変が著しかった掌蹠膿疱症性骨関節炎の患者さんで血清中のINF-γ濃度が上昇していた機序の説明が可能になると思います。

さらに、近年、Th1細胞、Th2細胞とは別に、IL-17、IL-6、TNF-α*などの炎症性サイトカインを産生して関節リウマチなどの骨病変の発生に関与しているT細胞（Th17*）や骨破壊の発生に役割を果たしていると考えられているオステオポンチンもINF-γの産生を増強したり、Th1細胞反応を促進したりしていることが明らかになり、これらのサイトカインも骨病変の発生に関連していることが推測されますが、今後の研究課題になります。

*注：インターフェロン（INF）-γ、
　　腫瘍壊死因子（TNF）-α……ともにサイトカインの一種。
　　Th17……Tリンパ球から分化して、関節リウマチなどの炎症性自
　　己免疫病の発生に関与。

I 掌蹠膿疱症について

掌蹠膿疱症と掌蹠膿疱症性骨関節炎の一般検査

患者さんの病状を分析するためには、一般検査として尿検査と血液検査が必要です。

尿検査

尿中に蛋白が検出された場合には、あらためて早朝尿で蛋白の有無や顕微鏡的検査を行います。また、血液を用いた腎臓の機能検査を行います。そして、その結果から病的かどうかを診断します。

尿中に糖が検出された場合は、糖尿病の合併が考えられますが、胃の手術を受けられている人でもしばしば検出されますので、血糖検査が必要になります。また、尿中に糖が検出されるのは一般に血糖が140mg/dl以上の場合ですから、尿中に糖が検出されなかったからといって糖尿病を否定できません。糖尿病の合併の有無をチェックするためには、血糖を測定しなければなりません。

早朝尿とは

わたしたちは起きている時と寝ている時では腎臓の位置が異なりますので、排泄される尿の性状も違います。たとえば、起きている時の腎臓は下垂気味になり、日中の活動状況が腎臓を循環している血流状態に影響していますので、当然、尿にも影響が出ます。この場合、腎臓に病変があって尿に変化がおこっているのか、「下垂」や「活動」によるのか、判定が困難なことがあります。そこで腎臓

の下垂状態や活動状態の影響を除外する目的で、早朝尿を検査に用いるのです。この尿を受診された時の尿の性状と比較し、検討するのが尿の正しい検査法です。

早朝尿の採り方

いつもの起床時間より1時間ほど早く起床されて排尿し、また、寝床で1時間ほど横になった後、排尿して、その一部をきれいな容器にとります。これが早朝尿です。そして、受診した時に再び採尿しまして、尿の性状を比較検査します。第1回目の排尿は前日の活動されていた時の腎臓で作られた尿であり、検査には向きません。2回目の排尿は休んでいる時に作られた尿であり、正常な腎臓の状態を反映しています。

血液検査

病気が活動的の場合には赤沈*が促進しています。また、患者さんではしばしば血清中の蛋白成分の分画（割合）に差が認められます。血清中の蛋白は電気泳動法という方法でアルブミンと$α_1$-、$α_2$-、$β$-、$γ$-グロブリンの5種類に分けられます。病気によってそれぞれの割合が増減しています。患者さんでは$α_2$-グロブリンか$β$-グロブリンの割合が増加しています。骨の病変が著しい場合には$γ$-グロブリンの割合も増加しています。

患者さんでは血清中の免疫グロブリン（抗体）濃度でAタイプの濃度は上昇していますが、病状が活動状態の場合、しばしば抗体がつくられるそばから皮膚や骨などに沈着してしまうため、血清中の濃度が「見かけ上」正常の範囲内のことがあります。このような場

合には、他の検査結果を参考にして判定します。骨の病変が著しい場合、しばしばGタイプの抗体の濃度も上昇していますが、関節リウマチと違い、CRP*の数値は正常の範囲内であり、RAテスト*は陰性です。

*注：赤沈……赤血球沈降速度または血沈ともいいます。血液を固まらないように抗凝固剤を加えてガラス管にいれて垂直に立てておくと、赤血球は沈降します。沈降速度は炎症性の病気や血液の病気、免疫異常などで促進。

　CRP……C反応性蛋白の略。炎症性の病気では急速に増加。

　RAテスト……別名リウマチ反応。関節リウマチでしばしば陽性。正常人の20％でも陽性化。

Ⅱ

掌蹠膿疱症を理解する

掌蹠膿疱症と食生活

　いま、脂っこい食事を中心とした食生活が掌蹠膿疱症やアトピー性皮膚炎、尋常性乾癬などの発生に関わっているといわれています。油の摂り過ぎが腸内細菌の構成を悪玉菌優位にすることも一因になりますが、脂肪酸の組成が免疫機能に悪影響していることも原因とされています。

　わたしたちが食べたものは、食品の成分を問わず、すべてアセチルCoA（酢の化学名）になります。そして、これから体の中で脂肪が合成されますが、わたしたちの体の中では脂肪の主成分である脂肪酸の形で蓄えられたり、利用されたりしています。

　脂肪酸には3つのタイプがあり、1つは牛肉や豚肉の脂身に多く含まれている飽和脂肪酸です。この脂肪酸はご飯やうどんなどのような炭水化物からも作られます。わたしたちの体の中で合成する脂肪酸のほとんどがこの飽和脂肪酸です。飽和脂肪酸は炭素と水素の原子がすべて結合した形の脂肪です。しかし、中には、体の中で合成されないために食物から摂らなければならないものがあります。リノール酸とα-リノレン酸という脂肪酸であり、炭素と水素が結びついた脂肪酸の分子の中で、2か所以上の場所で水素が抜けて、炭素同士が二重にくっついている構造を持っており、多価不飽和脂肪酸と呼んでいます。同じ多価不飽和脂肪酸でも分子の構造上、水素が抜けている位置によってリノール酸系はn-6系、α-リノレン酸

Ⅱ　掌蹠膿疱症を理解する

系はn-3系と分類されています。(図19)。

リノール酸は植物油に多く含まれており、脂っこい食事を多食しますと、リノール酸を体内に多く摂りすぎるようになりま

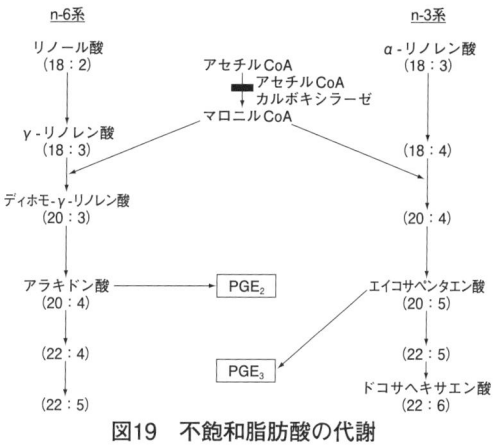

図19　不飽和脂肪酸の代謝

す。その結果、アラキドン酸がどんどん作られ、さらにプロスタグランジンE_2（PGE_2）が多量に作られます。この物質は骨の代謝に必要ですが、また、強力な炎症誘発物質でもあり、PGE_2が多い掌蹠膿疱症の患者さんでは減らさなければなりません。そこで、魚の油に多く含まれているα-リノレン酸を摂ってエイコサペンタエン酸（EPA）→プロスタグランジンE_3（PGE_3）を合成する反応を促進しますと、リノール酸→アラキドン酸→PGE_2の反応が抑制されます。他方、PGE_3には炎症を誘発する作用は殆んどなく、Tリンパ球のサプレッサー細胞を増加させて、抗体作りを抑制する作用があります。

1980年、クローマン先生とグリーン先生によって報告されましたデンマーク領のグリーンランドの原住民であるイヌイット（エスキモー）の疫学調査から、この地域の人たちは心筋梗塞、気管支喘

息、糖尿病などの生活習慣病、ほかに尋常性乾癬、アトピー性皮膚炎など皮膚病の発生が、新住民であるデンマーク人よりはるかに少ないことが分かりました。その理由は食生活にあって、α-リノレン酸を多く含んでいる生魚やそれを餌としているアシカなどの海獣を多食していることが分かりました。その後、この研究はさまざまな領域の研究者に大きな影響を与え、免疫異常症の発生における魚の油の役割と治療薬としての研究が盛んになりました。

そこで、ヨーロッパの一部の国では、掌蹠膿疱症の患者さんにニシンの油を薬として毎日20グラムずつ飲ませましたが、体臭が魚臭くなったという訴えだけで、治療効果は認められませんでした。理由は不明とされていますが、α-リノレン酸とPGE_3の下のカッコ内の18と20の数字が謎解きの手がかりになります（図19）。炭素と水素の結びついた長い分子の中で、炭素の数がα-リノレン酸では18個、EPAでは20個という意味であり、EPAでは炭素の数がα-リノレン酸より2個増えています。

この2個の炭素はアセチルCoAが2分子結合して作られるマロニルCoAから供給されますが、この結合には、アセチルCoAカルボキシラーゼという酵素が必須の役割を果たしています。

この酵素はビオチンがないと働かないビオチン依存性酵素ですから、ビオチンが少ない掌蹠膿疱症の患者さんでは、たとえ、酢をいくら摂っても、酵素が活性化しないためにマロニルCoAがなかなか作られません。また、ニシンなど魚の油などを摂ってもEPAが十分量できませんので、PGE_3の産生量も少なく、抗体作りを抑制

する作用をもつサプレッサー細胞を増加できません。その結果、抗体作りが抑制されず、病気が治らないのです。そこでビオチンを薬として投与して酵素にどんどんマロニルCoAを作らせ、α-リノレン酸からのPGE$_3$の合成を促進させるならば、サプレッサー細胞を活性化して抗体作りが抑制されて病気が治るのです。これが掌蹠膿疱症をはじめ、免疫機能の異常で発生する病気になぜビオチンが薬として奏効するかの説明です。

EPAを含んでいる食品を十分に摂りさえすれば、ビオチン欠乏を補えるのではないかと思われるかもしれません。しかし、海苔、えごま油、しそ油などに含まれているわずかなビオチンの量だけでは薬として役に立ちません。EPAは純品なほど非常に不安定であり、無酸素状態で冷暗所、それも零下80度以下で保存していなければ、分解してしまいます。

薬やサプリメントとして市販されているEPAをガスクロマトグラフィーという方法を用いて分析したことがありますが、EPAの分解産物だけであり、EPAは存在していませんでした。したがって、病気の治療薬として有効かどうかは疑問です。

掌蹠膿疱症と妊娠

若い女性の掌蹠膿疱症の患者さんたちからの質問で多いのが、妊娠の可否についてです。前述のように、掌蹠膿疱症の患者さんでは免疫機能に異常があります。妊娠、出産も免疫学的には異常状態に

なっています。妊娠しますと、「つわり」がおこりますが、母体がお腹の中の胎児を異物と判定して排除しようとする、この現象が「つわり」です。妊娠5か月になりますと、胎盤が完成して胎盤からステロイドホルモンが分泌されるようになりますから、「つわり」は軽くなったり、消失したりするようになります。お腹の中の胎児は追いたてされなくなるのですくすくと成長しますが、胎児の成長とともに胎盤から分泌されるステロイドホルモンの量では「つわり」をコントロールできなくなり、再び排除しようとする現象がおこります。これが妊娠の後期に発生する子宮の収縮、すなわち陣痛の発作です。そしてその極限に達した時におこるのが出産です。

　胎児の出産後、胎盤が排出されますが、この際、胎盤から供給されてきた多量のステロイドホルモンが急になくなりますので、ステロイドホルモンを投与されてきた患者さんが急に投与を中止された時と同じように、リバウンド現象をおこし、掌蹠膿疱症の病状が悪化するようになります。また、妊娠の初期、掌蹠膿疱症にかかっていますと、免疫機能が一層不安定になって、胎児の排除現象に拍車がかかり、流産や早産がおこりやすくなります。妊娠しますと、ビオチン欠乏がおこり、流早産をおこす原因になることが海外で報告されています。筆者らのラットでの実験でも妊娠中のラットをビオチン欠乏状態にしますと、流早産だけではなく、死産をおこしたり、奇形児を発生したりするようになります。
　さらに、雄のラットでビオチン欠乏状態にしますと、睾丸で精子が作られなくなったり、奇形の精子が出現したりするようになり、奇形の発生や不妊の原因になります。

Ⅱ　掌蹠膿疱症を理解する

　このような悲しくて、危険な現象の発生を予防するために、病気が改善するまで妊娠の計画を変更するように指導していますが、なかなか聞き入れようとしないで流早産を繰り返したり、病状を悪化させたりする患者さんがいます。

　ビオチン治療で「90％治った」と自己診断して早々に治療を中止してしまった女性が、妊娠、出産して、生まれた子供の脳神経系に異常が発生したのは、ビオチンを飲んだためであるとインターネットに書き込んでいます。また、妊娠するためにビオチン治療を拒否した別の女性が出産した子供は音に対して無反応だったため、精密検査を受けたところ、聴覚に障害があると診断されました。

　薬の使用基準が最も厳しいアメリカのFDA（食品衛生局）でも、ビオチンの副作用の報告はなく、前述の原因が考えられます。

　掌蹠膿疱症で治療中にもかかわらず、普通に出産したので、病気説明の際の注意は脅かしにすぎないとインターネット上で書き込んでいる人もいますが、妊娠に関する個人的事情にまで立ち入れません。

　しかし、不測の事態がおこらないようにという思いで医師の立場から、一般論を話しているのですが、なかなか理解してもらえません。なかには「じゃ、妊娠してはいけないんですか」と興奮して、泣き喚く若い女性もいます。また、治療を中断してしまう女性もいます。

　15年間、掌蹠膿疱症として種々の病院や医院で治療を受けてきた41歳の女性が来院しました。9回妊娠したなかで、流産7回、早産2回を経験していました。早産した子供のうち1人だけが健康であ

り、他の1人は脳に障害があって死産だったとのことです。43歳の女性の場合は、6回妊娠しましたが、みな流産だったそうです。若い女性の患者さんではこのような辛い経験をされている方がしばしばいます。

掌蹠膿疱症性骨関節炎と椎間板ヘルニア

　掌蹠膿疱症性骨関節炎で腰椎の病変が著しい場合、激しい腰痛や下肢への放散痛を発生しますが、類似した症状を生じる病気に腰椎椎間板ヘルニアがあります。椎間板は腰椎の隣接する椎骨面にある軟骨の円板で、クッションの役割を果たしています。この椎間板に含まれているコンドロイチン硫酸などのムコ多糖・蛋白複合体が加齢とともに減少するため、含水量も少なくなります。このような椎間板の変性を背景として重いものを持ったり、体をねじったり、あるいは些細な行動が引き金となって、脊髄が通っている脊椎管内に椎間板の内容が突出するようになります。その結果、脊髄を圧迫してギックリ腰のような形で腰痛が発生し、坐骨神経痛として足先にまで痛みが放散します。通常、初回の発作は2～3日で軽快しますが、些細な行動で再発し、時には知覚障害や脱力もあらわれます。

　椎間板ヘルニアの診断法のうちMRI*が多くの情報をもたらしてくれます。MRIは椎間板の変性による水分の含有量の減少を利用したものであり、椎間板の異常が描出されます。安静と鎮痛剤の薬物治療によって、ヘルニアが自然に改善する場合がありますが、痛みを和らげるために、しばしば患部への薬物注射が行われていま

す。痛みが激しく保存療法で寛解しない場合、再発性で社会活動に支障をきたす場合には、手術療法が行われます。

　腰椎椎間板ヘルニアの症状が類似した病気に梨状筋症候群があります。腰椎椎間板ヘルニアを否定した場合に考えられる稀な病気です。

＊注：MRI……magnetic resonance imaging（磁気共鳴画像診断法）の略。磁場を使った断層写真。非侵襲的にあらゆる方向の撮影が可能。脊髄の病変も撮影が可能。

　2年半のビオチン治療で皮膚の膿疱様の発疹や頸部、胸鎖部、腰部の激痛が消失、改善した56歳の女性に、突然、腰部の激痛と大腿の背面、下腿の外側、足先へのシビレを伴った痛みが発生しました。頻回の鎮痛剤の内服と坐薬で痛みを和らげてきましたが、次第に痛みが増強してきたために来院しました。

　病状から痛みは掌蹠膿疱症性骨関節炎によるものではなく、腰椎の椎間板ヘルニアが原因と考え、MRI検査を行いました。第5番目の腰椎と仙椎の間にヘルニアを認め、安静と注射治療および牽引療法をすすめました。後日、患部への注射で痛みが消失したと連絡がありました。

掌蹠膿疱症性骨関節炎と五十肩（肩関節周囲炎）

　よく「ビオチン治療で胸や背中などの痛みがなくなったと喜んでいたら、また痛みが再発した」と苦言を呈しに来院する患者さんがいます。殆どの患者さんが50代の女性です。「腕を挙げようとしたり、あるいは衣類を着ようとして後ろに腕を回そうとしたりした時、肩に激しい痛みがはしり、髪をとかしたり、帯を結んだりするのがつらい」といわれます。しかし、「肘から先の手や指には異常がない」と付言されているように、肩と上腕に限局した痛みと運動障害であり、掌蹠膿疱症の症状とは異なっています。診察後、典型的な五十肩といくら説明しましても、「五十」という数字にこだわり、なかなか納得してくれません。
　五十肩は肩の骨と上腕骨の関節の周囲の組織に加齢的な変化がおこり、これが引き金になって生じた炎症です。「加齢的変化による病気」という言葉が女性の患者さんたちがなかなか診断を納得されない理由です。

　加齢とともに肩の平べったい骨（肩甲骨）と上腕骨を結びつけている腱の弾力性が失われ、血行も悪くなるために腱が障害されやすくなります。その結果、腱と周囲の組織に炎症がおこり、痛みと運動障害がおこるようになります。英語で「凍りついた肩」と表現される肩の「こわばり」は五十肩が慢性化した症状です。
　五十肩の急性期には何よりも肩の安静が必要です。そして、入浴

や温湿布で肩を温めれば血行がよくなり、痛みも和らぎます。冷湿布は痛みを増すことがあります。痛みが激しいときには鎮痛剤を使用してください。慢性期になりますと、肩の「こわばり」に対する治療が中心になります。この場合、肩の「こわばり」をほぐし、肩の動きを回復するために、医師の指導で行う運動療法が効果的です。

　五十肩によく似た肩の病気に回旋腱板断裂があります。回旋腱板は上腕を挙上する時に使われる筋肉で、肩関節の激しい運動や腱板の付着部へ加わる力によって損傷を受けやすく、肩関節の運動の際の痛みと脱力がおこります。激しい運動の場合は20歳代に多く、軽い外力による場合は50歳代に発生しやすく、断裂した場合は手術が必要になります。

掌蹠膿疱症性骨関節炎と運動

　掌蹠膿疱症の患者さんの骨のＸ線検査では殆どの患者さんで鎖骨、肋骨、脊椎あるいは骨盤に破壊や石灰化などの異常が認められ、掌蹠膿疱症性骨関節炎を合併しています。このような患者さんには骨の病変の程度によりますが、完治するまで２～３年を要しますので、その間は日常生活に必要な「体の動き」だけに限定するように、また、それに沿った生活設計を立てるようにと指導しています。しかし、治療しても痛みがなかなか治らないと来院したり、電話で非難してきたりする人たちは、筆者の問い合わせに対して、皆

「痛みが軽くなったのでテニスをした」とか、「ゴルフをした」とか、あるいは「山登りをした」などと返事をしてきます。このような患者さんは、はじめて来院された時の病気説明や指導内容については全く記憶していません。非難をするために来院された患者さんたちに対して、再度X線写真を供覧して説明しますと、はじめてX線写真を見たり、説明されたりしたような態度を示します。その際でも「時々や少しの運動だったらしてよいか」と質問してきます。「遊びの運動ならいいですよ」と言ったり、あるいは「筋肉がおちるから」と積極的に運動を勧めたりしてきた前の「俄か専門家」の指導（？）を引き合いに出してきます。

ところで、「遊びの運動」とはどういう意味でしょうか？
競技のためのスポーツではないとしても、テニスやバドミントンをするのには必ず相手が必要です。競技者とレベルの違いがあっても、相手は患者さんの病状を考えてプレイするでしょうか。また、患者さんも自分の病状にあわせて打ち返すことができるでしょうか。では、一人でできるウォーキングや水泳の場合はどうでしょうか。競技ではないのでゆっくりプレイしても、鎖骨や脊椎、骨盤に負荷がかかってしまいます。
骨が全く正常な場合とは違って、損傷されているのですから、たった1回のプレイでも損傷部位に重大な影響を与えてしまいます。

確かに生活習慣病の予防のために運動の必要性が強調されており、運動は体力の保持・増進に必須の役割を果たしていますが、骨や関節のような運動器官が障害されている場合に医師は安静を第一

Ⅱ 掌蹠膿疱症を理解する

として、運動を勧めるようなことはしません。まして、患者さん一人ひとりがどの程度の運動をするのか、また運動がその患者さんの日常生活の中でどの位の割合を占めているかなど、筆者はうかがい知ることができません。もし、運動が生活のための手段であったり、競技者であったりする場合は、診療後に行っている病気の説明と指導を自分なりに考えて欲しいと思います。

掌蹠膿疱症と実験モデル動物

筆者は臨床医として日常の診療を通じて得られる数多くの情報を基にして、なぜこのような症状がおこるのかその背景を探り、これまで「定説」といわれてきたことと比較・検討しまして、疑問があればその「定説」にとらわれることなく、自分なりに仮説をたててきました。そして、その仮説を動物実験で再現できた時、初めて独創的な考え方を確立できたと思っています。もし、この過程をとらないで、従来の「定説」にこだわり、そのまま踏襲しているだけならば、独創的な発想は浮かばないし、新しい考え方も確立できないと思っています。

よく医学は人の病気を征服する目的をもった自然科学の一分野といわれます。自然科学は現象がすべて実験によって裏付けられなければなりません。しかし、人を実験の対象にできませんので、臨床医学*では代わりに動物実験を行って、病気の発生のメカニズムや原因を明らかにしたり、考案した治療法の可否を確認したりしてき

ました。分からないことがありますと、「何故か」と考え続けるのが科学であり、一つのことを明らかにすると、次のことが見えるようになります。先人たちはこのようにして医学を進歩させてきました。

　技術の革新とともに、研究は病気の原因をより小さな単位に求めて、個体から器官、組織、細胞、さらに遺伝子*の立場から病気の仕組みを捉えようとする試みが中心になり、次第に生体を発生の場としている病気の原因の解明と治療法の確立という目的から大きくはずれてきました。すなわち、生体は循環系、神経系、内分泌系、代謝系あるいは免疫系などすべての機能がお互いに強調しあって、活動している集合体ですから、生体から切り離した個々の細胞や遺伝子の研究だけで解明することは困難です。

　実験病理学*の祖コーンハイム先生は「血液が流れていなければ、生体の反応*はおこらない」といわれています。すなわち、病気に関する動物実験は生体でなければならないことを強調されているのです。

　人と動物との間には種類だけでなく、構造や機能に違い（種差）があります。そこで、いろいろな条件を加えて人の病気にきわめて似た状態の動物（実験動物）を作り、実験を行っています。掌蹠膿疱症の患者さんではビオチン欠乏による「代謝障害」と「免疫異常」があり、病気の発生や悪化に関わっていますので、実験的にビオチン欠乏ラットを作って掌蹠膿疱症のモデル動物として用い、患者さんの診療で観察される種々の現象の裏付けをしてきました。

Ⅱ　掌蹠膿疱症を理解する

　しかし、このたびのビオチンに関する研究のうち、ビオチンの効率的な服用法、服用した時のビオチンの血液中の濃度の変化や尿中への排泄量の変化、ビオチンを投与した時の体調や血液中の諸検査による安全性の確認など、薬として用いるために必要な研究は、筆者と友人が実験モデル「動物」となって行いました。

＊注：臨床医学……病人を実際に診察・治療する分野の医学。例えば内
　　科、外科、整形外科など。
　　遺伝子……DNA（デオキシリボ核酸の略）。次の世代に体のいろ
　　いろな性状を発現されるもとになるもの。
　　実験病理学……実験を重要な研究手段として、病気の性状や原
　　因、成り立ちなどを研究する基礎医学の一分野。
　　生体反応……生きている体だけでおこる反応。

掌蹠膿疱症の原因に関する諸説

　これまで掌蹠膿疱症の発生原因や発生のメカニズムを解明するために、種々の研究がされてきましたが、そのほとんどが皮膚の病変や付随して生じた皮膚の細胞中の現象や産物を対象にしたものであり、体の中の異常が皮膚に病変を生じたと見なしているものはありません。すなわち、結果だけに着目した研究といえます。そのため、研究成果が治療法の開発や確立に結びついていません。しかし、一部には細菌による病巣感染の結果とする説、遺伝的要因とす

る説、虫歯や入れ歯などに使用している金属アレルギーとする説もありますが、これらの説ではいずれも膿疱の発生だけでなく、骨病変や糖尿病、IgA腎症など多彩な合併症の発生を説明することは困難であり、原因との関連性は全く認められません。

　掌蹠膿疱症の発生原因として扁桃の細菌感染にこだわり、よく皮膚科医や耳鼻科医から扁桃の摘出を勧められており、扁桃の摘出後に膿疱が消失したという報告が数多くされていますが、これまで診察した患者さん5000名のうち、91名では発病前に扁桃を摘出していたにもかかわらず、掌蹠膿疱症が発生しています。このうち、33名は小学生時代に摘出しており、20～40年後に発病しています。また、260名の患者さんでは皮膚科医の指導で扁桃を摘出しても皮膚の症状が改善しないだけでなく、かえって骨の病変が進行していました。

　扁桃は口腔内に存在する一リンパ組織にすぎません。全リンパ組織の60％を占めている腸壁に分布しているリンパ組織が腸内の悪玉菌に反応して過形成（細胞数が増加して組織が増大すること）をおこし、抗体をどんどん作って病気を発生させ、進行させています。扁桃だけを摘出しても、過形成をおこしている腸内のリンパ組織の抗体作りにはなんらの影響もありません。扁桃摘出後の抗生剤の治療が一時的に腸内の悪玉菌の繁殖を抑えるために、皮膚の発疹が一見改善したように思われても、間もなく悪玉菌が抗生剤に慣れ（耐性）て再び繁殖して病気が再発し、悪化するようになります。このことは動物実験でも確認しています。

Ⅱ　掌蹠膿疱症を理解する

　感染病巣が発見されない場合、むし歯などの治療のために歯に金属をかぶせたり（歯冠修復）、詰め物をしたり（金属充塡）、あるいは入れ歯をされている人では、よく使用している金属が舌や口の中の粘膜に触れることによって徐々におこるといわれている「遅延アレルギー」を発病の原因とみなして、歯科金属の除去が勧められています。歯科の専門家たちによりますと、このような現象は考えられないと否定されています。仮にこのような現象があるとして対策をとるならば、陶製の器材（セラミック）が最も安全なはずですが、来院された患者さんの中には、わざわざ治療をされたセラミックに対してもアレルギーをおこしているといわれて、高価なチタンを用いた歯科的治療を受けさせられましたが、これに対してもアレルギーを発生しているとして金に変えられました。しかし、病気は一向に改善しませんでした。これまで230名の患者さんで、金属アレルギーが一番少ないからといわれて、歯科的治療を受けさせられた例を見てきましたが、皮膚や骨の病変は全然改善していませんでした。

　先日、神奈川県から来院された58歳の女性の患者さんが、その前夜泊まったホテルのテレビで見たという「掌蹠膿疱症と歯の金属アレルギー」の番組について話されました。「わたしが12年前掌蹠膿疱症を発症した時、その番組に登場していたあの歯科医の勧めで歯の詰め物を全部チタンに変えたが、皮膚の病変は全然よくならないどころか、病気が進行して、胸や背中に激痛が発生するようになった。12年前、わたしに話していたことと全く同じことをテレビの中

で繰り返していたので、テレビを見られた患者さんたちは以前のわたしのように信じてしまうであろう。番組を制作した人たちは、わたしのように"治る"ためにと大金を使いながらいまでも苦しんでいる者がいることや、あの番組を見たためにこれからわたしと同じような道を歩むような人が現れるのを知っているだろうかと、怒り心頭に発する思いでテレビ局に電話したところ、"そういうことがあるかもしれない"という返事だけだった」そうです。筆者はその番組を見ていませんので詳しい内容は分かりませんが、その後も同じように歯の治療を受けられたという患者さんたちが、放映されたテレビ番組の内容について同じように不信感をもたれ、異口同音にテレビ局に抗議の電話をされたそうですが、前の患者さんの場合と同じ返事をされたと無責任さを怒っておられました。

　歯の治療、扁桃の手術に振りまわされてきた、ある患者さんの話です。
　患者さんは九州地方在住の57歳の女性。30年間掌蹠膿疱症として諸医の治療を受けられてきました。15年前から胸部、背中、腰部の激痛が発生してきたため、某大学病院皮膚科を受診したところ、歯の治療を薦められ、治療を受けました。セラミック治療の費用100万円。しかし、皮膚の発疹や痛みは改善しませんでした。すると、「セラミックに対するアレルギーが原因」といわれ、チタンに変えるように指示されました。この時の費用260万円。また、扁桃の手術もすすめられましたので、扁桃を摘出。この費用50万円。しかし、病状は一向に改善しませんでした。今度はチタンに対するアレルギーが生じたからだといわれて、2か月後18金に変えさせられま

Ⅱ　掌蹠膿疱症を理解する

した。180万円の出費。その都度「今度こそは？」と期待しながら高額の「歯科的治療」を受けてきました。それでも病状が改善するどころかどんどん悪化しました。すると、皮膚科医から金に対するアレルギーが生じたためとして、別の歯科医での治療をすすめられ、その歯科医から白金で治療する費用として200万円を要求されました。度重なる出費のために治療を保留したい旨を申し入れたところ、「400万円も500万円もかかるわけではないのだから……」と治療をせかされました。くるくる変わる皮膚科医や歯科医の「指導」や「治療」に不信感をもつとともに、自分自身の運命を呪ったこともありました。そして、インターネットでアキタコマチさんのホームページ「掌蹠膿疱症を完治して」を見られて、ご自分が愚かだったことを知り、来院されたと涙ながら語られました。

　患者さんの手掌と足底には著しい膿疱様の発疹が、また、骨Ｘ線検査で頚椎、鎖骨、骨盤の仙腸関節の著しい破壊と石灰化が観察されました。診察中、患者さんは某テレビ局で放映された掌蹠膿疱症の番組で「歯の金属アレルギーが原因」と強調されていたことに触れ、ご自分がされたのと同じように、「振りまわされている犠牲者がいるのではないか」と憤慨されていました。

　掌蹠膿疱症が細菌の感染によって発生するという考え方は根強く、感染している病巣や原因菌を特定しないで、テトラサイクリン系やペニシリン系の抗生物質を長期間投与して有効だったとして、細菌感染を原因とする説もあります。これまでの診療で特定の感染病巣を確認できなかったにもかかわらず、細菌感染の一指標となる血液中の白血球数が増加していた例がありますが、このような例で

はしばしば骨の病変が著しく、骨に破壊や高度の石灰化が認められ、血清蛋白分画で$α_2$-グロブリンの割合が上昇しており、血清中のGタイプの抗体の濃度も増加していました。抗生物質を投与しなかったにもかかわらず、ビオチン治療ですべてが正常化しました。

　ある個体の細胞を他の細胞の個体から識別する情報をもつ遺伝子の中に免疫遺伝子HLAがあります。HLAは同時に白血球の型でもあります（血液型は一般的には赤血球の型）。このうち、HLA−B27という免疫遺伝子が遺伝要因として掌蹠膿疱症の発生に関わっているとして、以前話題になったことがあります。掌蹠膿疱症と掌蹠膿疱症性骨関節炎の患者さんで、母と子や同胞を含めて100名調べましたが、HLA−B27遺伝子は1名も検出されませんでした。その他にも特定できるような遺伝子は見出せませんでした。

　なぜ、手の平（掌）と足の底（蹠）が膿疱の好発部位なのか未だに明らかにされていませんが、掌蹠は毛細血管が豊富であり、角層が厚くて抗体や補体成分などが大量に沈着しやすいこと、また、機械的刺激を受けて傷害されやすいということなどが推測されています。しかし、骨関節炎の好発部位にもそのような局所的要因があるのか否かについては不明です。小水疱の汗疱や手足の湿疹とは関係ありませんが、小児時代アトピー性皮膚炎だった人が成人後、掌蹠膿疱症を発生した例があります。このような患者さんでは血清中のEタイプの濃度が上昇しており、その母親はほとんどの例で掌蹠膿疱症を発生していました。

Ⅱ　掌蹠膿疱症を理解する

従来の治療法に対する疑問

　これまで掌蹠膿疱症や掌蹠膿疱症性骨関節炎の治療にさまざまな試みがされてきましたが、いずれも原因が不明だったこともあり、病気を完治させるための治療法ではなく、ただ皮膚の病変のひび割れによる痛みや痒み、あるいは骨病変による痛みを一時的に和らげるだけの対症療法にすぎませんでした。
　そのために「治療」にもかかわらず、病気はどんどん増悪して、患者さんの苦痛と苦悩は増すだけでした。

　コルチコステロイドホルモン剤（通称ステロイド剤）の服用は皮膚の病状を改善しますが、その作用は一時的であり、再び悪化してしまいます。また、長い間服用しますと、肥満になり、顔も満月のように丸くなるだけではなく、糖尿病や骨粗鬆症のような代謝や内分泌の異常を発生するようになります。さらに、免疫機能が低下して、風邪をひきやすくなるなど感染症を起こしやすくなります。

　また、皮膚の発疹に対してコルチコステロイドホルモン軟膏（通称ステロイド軟膏）による外用治療がありますが、この軟膏だけでは効果がありません。長期間の使用で痂皮（かさぶた）が剝がれた後の皮膚が萎縮して薄くなり、出血しやすくなることがあります。しかし、患部のかさかさや痒みあるいは痛みに対して、ワセリンなどで薄めたステロイド軟膏を塗りますと、症状が楽になりますの

で、対症療法としてよく用いています。

　鎮痛剤は患者さんの胸痛や腰痛を和らげますが、皮膚の症状や骨の病変を改善しません。乱用によって腹痛などの胃腸症状を発生したり、骨の代謝に悪影響を及ぼしたりするようになります。骨は一見、変化しないように見えますが、「骨のリモデリング」によって常に作り変えられています。ただ、その変化が緩やかなために、変化していないように見えるだけです。古い骨は破骨細胞という掃除屋によって整理された後、骨芽細胞という建築屋によって元通りに作り直されているのです。この「骨のリモデリング」を促進しているのがプロスタグランジンE_2（PGE_2）です。他方、PGE_2は強力な炎症誘発作用をもっており、痛みを誘発する物質でもあります。鎮痛剤はアラキドン酸という脂肪酸からのPGE_2の産生を抑制しますので、鎮痛剤の使用は痛みを和らげるのですが、長期間の服用は骨の形成に悪影響を及ぼします。さらに、免疫機能の正常化も妨げてしまいます。

　よく掌蹠膿疱症の治療に抗生物質が用いられています。一時的には腸内の悪玉菌の繁殖を抑制して、皮膚の病変を改善するかもしれませんが、間もなく悪玉菌は抗生物質に「慣れの現象（耐性）」をおこしてしまい、再び悪玉菌が繁殖するようになって、皮膚の病変も悪化するようになります。よくこれまでの担当医から抗生物質を長い間投与されてきた患者さんが来院されますが、皮膚の病変は改善していません。また、この治療は骨の病変の改善には全く役立ちません。しかし、ビオチン治療でも腸内の悪玉菌の勢力を徹底的に

Ⅱ　掌蹠膿疱症を理解する

抑えこんで、より一層効果を上げる目的でごく短期間併用投与することがあります。

　シクロスポリンは臓器移植の際に発生する拒絶反応を抑制する薬ですが、掌蹠膿疱症の病状を改善するとしてよく投与されています。しかし、シクロスポリンを投与されてきた患者さんの中で、多少なりとも病状が改善していた例は1人も確認できませんでした。シクロスポリンは生殖機能障害だけでなく、腎臓障害、肝臓障害をはじめ感染症や血液の病気などの副作用を発生しやすく、副作用が発生したからといって急に服薬を中止しますと、リバウンド現象をおこして、皮膚の病変がかえって増悪したり、いろいろな副作用も悪化したりする危険性があります。医師の指導のもとで、服薬する量を慎重に、しかも徐々に減らさなければなりません。また、長期間投与されてきた患者さんは副作用が目立っており、このための治療も必要になります。このような状態の患者さんでは、シクロスポリン治療をされていなかった患者さんに比べて、ビオチン治療が効きにくく、皮膚や骨病変の改善に時間がかかります。

　皮膚の角化症に用いられていますビタミンAの誘導体レチノイドの一種エトレチネートも、皮膚や骨の病変に有効として患者さんはよく投与されている薬ですが、全く治療効果が認められず、かえって骨関節症状を増悪していました。また、生殖機能にも悪影響を与えたり、あるいは皮膚粘膜眼症候群（スチーブンス・ジョンソン症候群）*、中毒性表皮融解壊死症（ライル症候群）*などの重篤な皮膚病や血液の病気、腎臓病、肺炎などを誘発したりします。

他の医療機関で7年間にわたってエトレチネートを投与されてきた患者さんが来院された時には、重症の掌蹠膿疱症性骨関節炎の他に、中毒性表皮融解壊死症と敗血症を合併しており、種々の治療も無効でした。シクロスポリン治療を受けてきた患者さんの場合と同じようにビオチン治療が効きにくく、皮膚や骨病変の改善に時間がかかります。

＊注：皮膚粘膜眼症候群（スチーブンス・ジョンソン症候群）……全身性に紅斑、水疱粘膜のびらんを生じる重症薬疹の一型。眼、口腔、陰部の粘膜だけでなく、消化管粘膜にも生じる。
　　中毒性表皮融解壊死症（ライル症候群）……重症薬疹のなかでも最も重症であり、しばしば死の転帰をとる。皮膚粘膜眼症候群ときわめて類似している。

　東京在住の64歳の女性が来院された時のエピソードです。
　この患者さんは掌蹠膿疱症の治療にエトレチネートを4年間投与されてきましたが、皮膚の病変は改善せず、胸鎖部、背中、腰の痛みが増加してきたために来院されました。長期間のエトレチネート治療が全く奏効していなかっただけでなく、種々の副作用の発生を防止するため、服用しているエトレチネートの量を徐々に減らして中止するように指導しました。3か月後、エトレチネートを完全に中止して、ビオチン治療を開始するために再び来院された時、「前の担当医からエトレチネート治療をされる際、エトレチネートには催奇性があるので1年間は妊娠しないようにと注意されたが、年齢的に妊娠する可能性は100％ないのに、なぜだろうか？」と質問さ

Ⅱ　掌蹠膿疱症を理解する

れました。わたしは唖然となり、返事に窮しました。

　医師は患者さんが年齢的にエトレチネートの重大な副作用——妊娠時の催奇性——の発現から遠い立場にあることを考えることもなく、ただマニュアルに書かれている事項を機械的に患者さんに伝えただけであり、注意しなければならない前記の重大な副作用について全然触れていなかったからです。幸いにもこの患者さんでは副作用は発生していませんでした。

　メソトレキセートも免疫抑制剤の一種であり、よく治療に用いられていますが、シクロスポリンやエトレチネートと同じように副作用をおこしやすく、メソトレキセートを投与されてきた患者さんでは重篤な副作用だけが目立っており、皮膚や骨の病変の改善に奏効した例はありませんでした。

　この場合も、ビオチン治療を開始するためには服用されてきた量を徐々に減らして中止した後でなければ、ビオチン治療は奏効しません。

　尋常性乾癬の治療によく使われているビタミンD_3入りの軟膏で治療されてきた患者さんでも皮膚の発疹には全く無効でした。

　国内外の皮膚科の教科書で薦められている光化学療法にPUVA療法があります。週に1〜2回ソラーレンという紫外線に敏感なローションを塗布後、長波長の紫外線UVAを患部に照射する治療法です。一時的に発疹を抑制できても、中止すれば間もなく再発します。また、照射しすぎて火傷や皮膚癌をおこすことがあります。よく前述のエトレチネートと組み合わせた治療が行われていますが、

これまで来院された患者さんではこの治療法で病気が改善した例はありませんでした。

　痛みが著しい鎖骨や肋骨を治療する目的で整形外科的に切除された患者さんも来院されましたが、他の骨にも病変が発生していまして、手術されたことが全く無効でした。また、この手術でかえって他の骨の病変が誘発されて、病変の範囲が拡がり、痛みが増強していた例もありました。

　最近、化学的に合成された薬ではなく、生物が産生した炎症性サイトカインの一種TNF-αの作用を抑える生物学的製剤が使われるようになりました。化学的に合成された薬とは異なり、肝臓や腎臓で代謝されないために副作用は少ないといわれており、関節リウマチの治療薬として脚光を浴びていますが、薬代が非常に高価な上に次第に効かなくなること、蛋白質なためにアレルギー症状が発生しやすいこと、また、肺炎や結核などの感染症が発生しやすくなることが知られています。掌蹠膿疱症の治療にもこの生物学的製剤が試みられ、わが国でも一部の人たちが特効薬として推奨していますが、外国のリウマチ関係の医学誌に薬効が認められなかっただけでなく、皮膚に病変がない関節リウマチの患者さんに投与中、掌蹠膿疱症や尋常性乾癬が発生したことが報告されています。来院された患者さんのなかにも特効薬として生物学的製剤の投与を受けてこられたにもかかわらず、奏効していない例がありました。

　最近、少数例ですが掌蹠膿疱症性骨関節炎の患者さんに骨粗しょ

II 掌蹠膿疱症を理解する

う症の治療薬を投与し続けたところ、胸の痛みは軽減し、骨の破壊も改善したという観察結果がヨーロッパから発表されました。この種類の薬は骨形成の際、古い骨成分を整理する破骨細胞の働きを抑制する作用をもっており、わが国でも骨粗しょう症の治療薬として使用が許可されています。また、炎症を抑制する作用があることも報告されています。しかし、発表の内容はいずれも臨床の経過だけであり、これらの作用が掌蹠膿疱症性骨関節炎の骨の病態や皮膚の病変などの発生にどのように関わっているかについては記載されていません。また、副作用発生についても報告されていません。今後、患者さんへの治療に用いるためには、さらに長期間にわたる多角的な臨床経過の観察と改善のメカニズムの解明と検討が必要です。

近年、脂質の一種であるスフィンゴ脂質が免疫反応、特にTリンパ球とBリンパ球の活性に重要な役割を果たしていることが明らかになり、その活性を抑制する物質が開発されました。この物質は動物実験で臓器移植の際の拒絶反応を抑制したり、関節リウマチなどの自己免疫病の治療に役立ったりすることがあきらかにされ、臨床への応用が期待されています。掌蹠膿疱症との関連性については未だはっきりしていませんが、従来の免疫抑制剤とは異なり、細胞内においてシグナル伝達を抑制して免疫機能を改善することが想定されます。

最近、患者さん一人ひとりの遺伝子を解析して、その結果からある薬の効果を予測し手治療しようという「テーラーメイド医療」が

試みられるようになりました。すなわち、既製服を買うのではなく、仕立屋（テーラー）にぴたりと合うような服を仕立ててもらうことになぞらえて名付けられました。すでに癌治療の分野ではこの医療を進めようという動きが盛んであり、関節リウマチや膠原病など免疫異常によって発生する病気の治療にも試みられようとしています。しかし、その実現までには解決しなければならない問題が山積しています。もしこのような試みが掌蹠膿疱症の治療にも取り入れられるようになるならば、完治までの時間を短縮できるようになるかもしれません。

Ⅲ
治療の道程

掌蹠膿疱症とビオチン治療

骨の病変に対して

　ビオチン治療法は前述の対症療法とは異なり、病気を「完治」させるための治療法です。

　ビオチンと活性酪酸菌生剤、ビタミンCの処方の薬を1日3回に分けて服用しますと、2〜4週間以内に胸痛は軽くなり、1年以内には殆んど消失します。骨膜のむくみが改善するためであり、骨の病変が治ったからではありません。骨が正常な状態に回復するには骨病変の程度にもよりますが、2〜3年を要しますので、骨病変が治ったと勘違いをして重いものを持ったり、運動をしたりしますと、痛みが再発します。また、自分では気付かないような異常の姿勢や動きだけでも激痛が出現することもあります。痛みに対しては、補助的に鎮痛剤を投与しますが、一時的です。痛みがなくなれば中止しています。

「ビオチン治療をするようになってから一時胸痛がなくなったが、また再発した」と46歳の女性患者が怒鳴り込んできました。痛みから解放されたので、買い物に出かけて重い荷物をもったのではないかと問いただしたところ、「たくにはお手伝いさんがいるので、そんなことはしなくてもよいのだ。この痛みをどうしてくれる！　治るなんて嘘つき！」と一方的にまくし立ててきました。そこで、筆者はさらに運動などしなかったかどうか聴きましたところ、患者は

Ⅲ　治療の道程

「痛みがなくなって暇をもてあますようになったから、毎日テニス・スクールに行ってコーチとテニスをしていた。何が悪いの！」という開き直りとも受け取れるような言葉が返ってきました。また、「テニスをした後のタバコの一服はおいしい」と嫌がらせともとれる言葉を付け加えました。「難病」の治療中ということに全く気付いていませんでした。そして初めて来院したときの病気説明や手渡した資料を、全く聴いていなかったり、読んでいなかったりしていたことが分かり、腹立たしさより、情けなくなってしまいました。このような患者に時々出会います。

皮膚の病変に対して

　皮膚の膿疱様の発疹に対しては、ステロイド軟膏の皮膚への副作用を考慮してワセリンで薄めたステロイド軟膏を塗擦＊しています。軟膏を使用するのは病巣部の保護が目的であり、発疹による角層の破壊による外部からの刺激の侵入とそれによる炎症の発生や皮膚内部からの水分の漏出を防ぐためです。発疹は通常、手掌では6か月程度、足底では8か月程度で消失します。爪の病変は健康な爪が生え変わるまでに約1年かかります。また、生化学的・免疫学的な異常もすべて改善し、正常化します。

＊注：塗擦……薬効を高めるために、軟膏を単に塗るだけでなく、擦り込むこと。

血液成分の異常に対して

　前述のように、患者さんではビオチン治療を開始する前は、ブド

ウ糖、アミノ酸、脂肪酸の代謝障害と免疫機能の異常が認められましたが、ビオチン治療開始2年後には、すべてが改善、正常化しました。

近年、免疫細胞から放出され、免疫機能の調整役として作用しているサイトカインの放出がビオチン投与によって正常化し、また、これによってブドウ糖やアミノ酸の代謝、あるいはDNAの合成が促進することが明らかにされました。ビオチンがブドウ糖、アミノ酸、脂肪酸の代謝だけではなく、免疫機能の正常化にも関わっていることを示しています。

図20に免疫異常の指標となる血液中の数値の変化を示しました。治療開始前、異常に上昇または増加していました血清α_2-グロブリン分画、血清免疫グロブリンA（Aタイプ抗体）濃度、Tリンパ球

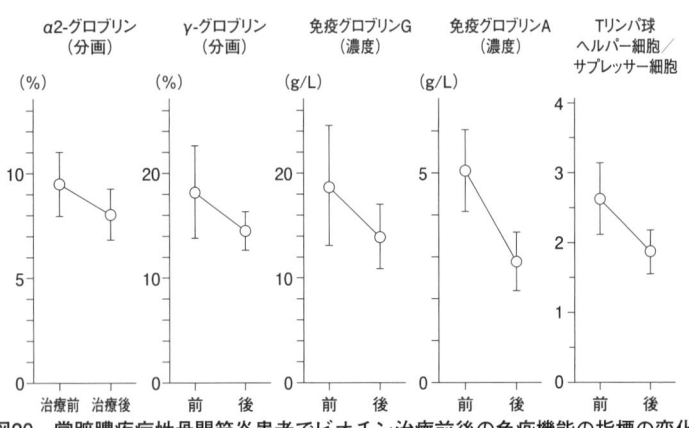

（平均±標準誤差）

図20 掌蹠膿疱症性骨関節炎患者でビオチン治療前後の免疫機能の指標の変化

III 治療の道程

のヘルパー細胞／サプレッサー細胞の比などは、治療2年後いずれも正常範囲内に落ち着いていました。また、皮膚組織へのAタイプ抗体の沈着も治療開始後、発疹の消失とともに検出されなくなりました。すなわち、免疫機能が改善、正常化していることを示しています。

　近畿地方にある某大学病院の整形外科の医師から「この病気は入院治療しても治らないから、早く車椅子での生活を考えたほうがよい」といわれて退院させられた19歳の女性患者さんの父親が、最上谷智和子さんがご自分の体験を書かれた「掌蹠膿疱症を完治して」と題するホームページを見つけられて、車椅子の患者さんに付き添い来院されました。患者さんは胸鎖部と腰の激痛を訴え、立つことも、歩くこともできず、入院されました。一般の血液検査や免疫機能検査はすべて異常の数値を示しており、骨のX線検査でも胸鎖部の骨と骨盤の仙腸関節に著しい破壊と石灰化が認められました。

　入院後の3か月間、患者さんは仰臥位で、涙と「いらだち」の生活が続きました。筆者は医師として患者さんの苦痛と苦悩を和らげることに終始し、治療効果が1日でも早く現れるように祈るだけでした。4か月目から歩行器による立位と歩行の訓練を始めました。家族から遠く離れて、独りで闘病生活をしている患者さんを慰めるお手伝いをしたいと、最上谷さんが5か月目に入る頃から時々日曜日に車で鳥海高原や近郊の夏祭りに連れ出してくれました。わたしが同行したのは勿論のことです。この最上谷さんのボランティア活動によって、患者さんの心は日増しに明るくなり、痛みが軽減してきたこともあって、積極的にリハビリに励まれるようになりまし

た。次第に介助なしで日常生活や歩行ができるようになり、9か月を過ぎる頃から軽い運動をするようになり、自制を求めるのに苦労したほどでした。10か月後には独りで歩いて退院されました。

　生涯車椅子の生活という入院時の悲壮な覚悟から解放された患者さんやご家族は満面の笑みを浮かべられ、わたしも自分で研究し、確立した治療法で医師としての責務を果たすことができた満足感にひたることができました。その後、患者さんは成人式に撮影された晴れ着姿の写真を送ってくれました。現在は完治して、社会人として活躍されています。

　糖尿病、IgA腎症、狭心症、クローン病などの合併症も同時に改善・正常化します。ビオチン治療による副作用はありません。

　東京のある大学病院で7年間、掌蹠膿疱症とクローン病として治療を受けられてきた50歳の女性が来院しました。皮膚の発疹と胸鎖部の激痛のほかに、貧血とヤセが目立っていました。また、1日36行の血便を訴えられていました。ビオチン治療開始後、掌蹠膿疱症性骨関節炎の症状は改善し、血便も改善して、体重も20キロ増加しました。3年後に治療を中止しましたが、15年後も再発せず、元気で生活されています。来院時の血便はトマトケチャップ様であり、トマトケチャップが好物な筆者はトマトケチャップを見るたびにその患者さんの血便を思い出しています。

　薬は血液中の濃度を一定の数値以上に保たないと、薬としての効果を発揮しません。ビオチンは水溶性のビタミンであり、排泄され

やすいために必ず一定の時間ごとに服用しないと、欠乏状態になってしまいます。十分な指導をしているにもかかわらず、まとめ飲みや飲み忘れをしている人がいます。そのような人に限って、「治療の効果がみられない」と自分の非には全く触れないで、インターネット上で書き込んで一方的にビオチン治療を批判しています。服薬のしかたを注意しますと、治療を中止してしまいます。このような状態では治療の意味がありません。

漢方薬治療をされてきたが治らなかったから、といって来院した患者がいました。診察後、病気全般および個人的な病変の説明と治療法について説明を聴いたはずの患者が、ホームページの書き込みに「やはり漢方薬も一緒に飲まなければ……。アロエも試そうかな？」と、一度見限った医師のもとに再び通院しようとしている旨の書き込みをしていました。奈美悦子さんのテレビでの発言以来、このような不可解な言動をとる patients が多くなりました。

扁桃と歯の金属アレルギー原因説について

よく掌蹠膿疱症の原因として扁桃の炎症や歯の金属アレルギーを挙げて、扁桃の摘出やチタンによる歯の治療が強調されていますが、扁桃の摘出や歯の治療が掌蹠膿疱症の治療に奏効したという確証は得られませんでした。

これまで診察した患者さん5000名のうち、71名では小児時代に扁桃を摘出していたにもかかわらず、20〜40年後に掌蹠膿疱症が発生

しています。また、掌蹠膿疱症の治療のために扁桃を摘出しても皮膚の症状が改善しないだけでなく、かえって骨の病変が進行した患者さんが190名いました。扁桃は口腔内に存在する一リンパ組織にすぎません。全リンパ組織の60％を占めている腸壁に分布しているリンパ組織が腸内の悪玉菌に反応して、肥大し、抗体をどんどん作って病気を発生させ、進行させています。扁桃だけを摘出しても、肥大している腸内のリンパ組織の抗体作りにはなんらの影響もありません。扁桃摘出後の抗生剤の点滴注射や内服が一時的に腸内の悪玉菌の繁殖を抑えるために、皮膚の発疹が一見改善したように思われても、間もなく悪玉菌が抗生剤に慣れ（耐性）、再び繁殖して病気が再発し、悪化するようになります。このことは動物実験でも確認しています。

　また、230名の患者さんでは、金属アレルギー検査を受けられ、歯の治療を受けられていたにもかかわらず、皮膚や骨の病変が全然改善していませんでした。患者さんとして来院された歯科医師たちは一様に「もし原因として歯の治療に用いている金属が関わっているとするならば、自分で治しています」と金属アレルギーの関与を強く否定されています。

治療を継続してもらうための指導

　初めて来院された患者さんには診察後、薬の飲み方、軟膏の塗察法などの具体的な治療方法の指導や日常生活上の諸注意に続いて、Ｘ線検査と免疫機能を中心とした血液検査を受けてもらいます。午

Ⅲ　治療の道程

後には予め手渡していました資料を参考にしながら、病気の原因と治療法、および午前中に撮影しました骨のＸ線写真の説明など病気に関するすべてを聞いてもらい、質疑応答をしています。そして、自分が苦しみ悩んできた病気について学習してもらうとともに、「病気は自分が治すのだ」という自覚をもってもらうようにしています。さらに、後日、一人ひとりに送っています後述のような検査結果で、ご自分の病状をより一層理解してもらい、来院された患者さん全員が「完治」されることを願っています。

　患者さんたちの治癒を願っての真剣な気持ちから、診察後に行っています病気や治療法の説明、その際に手渡す手作りの参考資料、および検査結果の報告書で「ビオチン治療は、歯痛に痛み止めのように即効性ではなく、時間がかかるので、すぐに中止されないように」と強調しているにもかかわらず、耳を傾けようとしないで、「１か月間治療したが治らないので、治療をやめた」、「タバコはだめだといわれたので治療するのを止めた」、「知人の医者からこんな治療で治るはずがないといわれたから、治療をやめた」あるいは「口うるさいことばかりいっている」などとインターネット上で書き込んでいる者たちがいます。若い女性に多いのですが、天に唾を吐いていると同じように、病気、特に骨の病変がどんどん進行してしまうことの恐ろしさに気付いていないのが残念です。

検査結果の報告例

　新しく受診された患者さんには、診察後病気の原因や治療法について説明していますが、診察の際に行いました検査の結果は、後日、一人ひとりに下記のように報告しています。

　例：本荘由利（仮名）さま
　先日は遠路のご来院お疲れ様でした。長旅で体調をくずされませんでしたか。ご来院の際に行いました検査の結果が揃いましたので、ご報告します。掌蹠膿疱症は免疫の異常によって発病しますので、検査は免疫機能を中心に行いました。

　報告内容：
　液性免疫関係……血清蛋白分画
　　　　　　　　　血清免疫グロブリン（抗体）濃度
　細胞性免疫関係……リンパ球サブセット（割合）
　骨のX線写真

　合併症：
　掌蹠膿疱症の患者さんでは、しばしば腎臓病や糖尿病を合併しています。本荘さまでは尿中に蛋白は検出されず、顕微鏡による検査でも異常が認められず、腎臓病を合併していないと診断しました。しかし、尿中に糖がかなり検出され、血糖も198mg/dl（健康者

110mg/dl以下）と著しく増加していました。掌蹠膿疱症の患者さんでは、ビオチン欠乏由来の血糖の増加が認められ、ビオチン治療で血糖の数値は正常化しますが、本荘さまでは数値が高すぎます。糖尿病を合併していると診断しました。至急、精密検査と治療を受けられてください。

血清蛋白分画：

血清は血液の液体成分であり、アルブミンとグロブリンという蛋白質を含んでいます。掌蹠膿疱症の患者さんでは、このうち$α_2$-グロブリンか$β$-グロブリンあるいは両方の割合が上昇しています。本荘さまでは両方のグロブリンの割合が増加していました。このことは、病気が進行中なことを示しています。また、$γ$-グロブリンの割合も増加していました。骨の病変が著しいことを示しています。

  アルブミン   55.1％
  $α_1$-グロブリン   2.3％
  $α_2$-グロブリン   10.7％ （健康者8％以下）
  $β$-グロブリン   11.8％ （健康者9％以下）
  $γ$-グロブリン   22.3％ （健康者21％以下）

血清免疫グロブリン（抗体）濃度：

抗体についてのご説明はお手元の資料をご覧ください。G、A、Mの3タイプの抗体のうち、Aタイプの抗体が皮膚や骨膜にどんどん沈着しますと、病気が発生しますので、患者さんでは通常血清中のAタイプの抗体は増加しています。本荘さまでは血清中の濃度は

増加していました。このことは、病気が進行中の場合にしばしば観察されます。また、Gタイプの抗体も増加していました。このことは骨の病変が著しいことを示しています。

G	1985mg/dl	（健康者1800mg/dl以下）
A	436mg/dl	（健康者 350mg/dl以下）
M	146mg/dl	（健康者 250mg/dl以下）

リンパ球のサブセット（割合）：

リンパ球は白血球の一種であり、抗体作りをしているBリンパ球と、抗体作りを調節しているTリンパ球とに分けられます。

Tリンパ球	78%	（健康者55〜75%）
Bリンパ球	18%	（健康者4〜13%）

Bリンパ球の割合とTリンパ球の割合はともに増加していました。しかし、Tリンパ球の内訳をみますと、

ヘルパー細胞	64%	（健康者35〜45%）
サプレッサー細胞	19%	（健康者25〜35%）

Bリンパ球の抗体作りを促進する働きをもつヘルパー細胞の割合は増加しており、抗体作りを抑制する働きをもつサプレッサー細胞の割合は減少していました。このことは、本荘さまではリンパ球の抗体作りが亢進しており、作られた抗体が皮膚や骨膜などにどんどん沈着して、病気を発生し、進行させていることを示しています。

掌蹠膿疱症の患者さんでは、鎖骨や脊椎（背骨）、骨盤などの骨の異常があり、胸鎖部（鎖骨を中心にした部分）の痛みや背痛、腰痛の原因になっていますので、これらの骨のX線検査も行いまし

た。

本荘さまでは下記の変化が観察されました。
1．鎖骨の胸骨側の端は肥大し、破壊しており、著しい石灰化が認められました。また、鎖骨と第1番目の肋骨も肥大しており、石灰化が認められました。このために胸に痛みを生じていると思います。
2．第6番目から第12番目までの胸椎が石灰化のためにつながっていて、「橋」を形成していました。第4番目から第6番目の胸椎および第3番目から第5番目までの腰椎には石灰化による棘状の骨（骨棘）が形成されていました。また、第4番目と第5番目の腰椎は椎体炎をおこしていました。さらに、脊椎が彎曲していました。これらのために背中や腰に痛みや運動障害を生じていると思います。

注：胸椎は12個の骨、腰椎は5個の骨から成り立っています。

3．骨盤の右側の仙腸関節（仙椎と腸骨の間の関節）に炎症による骨吸収から、著しい破壊と石灰化が認められました。腰や股関節の痛みの原因になっていると思います。
4．第1番目から7番目までの頸椎が石灰化のためにつながっており、「橋」を形成していました。頸部の運動障害の原因になっていると思われます。また、頸椎の第3番目から第5番目までの椎間孔が狭小化していました。椎間孔は脊髄から枝分かれして、腕に分布している神経の通路ですので、神経が圧迫されて腕に痛みやシビレ感を生じていると思います。

5．掌蹠膿疱症が直接かかわっていませんが、右膝の関節の裂隙（大腿骨と下肢骨の隙間）が狭小化していました。骨には異常を認めませんでした。骨盤の病変著しいための歩行異常が膝関節に負担となり、裂隙にクッションとしての役目をしている半月板が磨り減って、損傷をおこしていることが考えられます。このことが膝の痛みの原因になっていると思われます。

　ビオチンには体の中でおこっている代謝障害を改善するだけなく、免疫機能も改善して、抗体作りを正常化する作用があります。その結果、病気が治るのですが、この作用は即効的ではありません。治療効果が出るまでには時間がかかります。治療を中断されませんようにお願いします。
　喫煙は受身喫煙を含めてビオチン治療を妨げてしまいます。また、病気を悪化させてしまいますので、禁煙してください。
　ご快癒を祈念しております。

平成19年1月1日

本荘第一病院免疫内科　　　前橋　賢

追記：本荘さまでは血圧が収縮期圧（最高血圧）170ミリ、拡張期圧（最低血圧）102ミリと上昇していました。また、血清中の総コレステロール濃度も175ミリグラムと軽度増加していました。ビオチンには血管を拡げて血液の流れをよくする作用がありますので、血圧は正常化すると思います

が、血圧の再検査を受けてください。また、心臓や腎臓の血液の流れもよくします。狭心症を改善したり、排尿の回数を増やしたりする作用もあります。さらに、コレステロールの代謝を改善する作用もありますが、念のため、総コレステロール濃度の再検査を受けてください。

合併症について

　わたしたちの体は数多くの組織や臓器から成り立っていますので、それらの障害で発生する病気も数多く存在しています。しかし、どのような病気の時でも一つの組織や臓器だけに限られているのではなく、健康な時と同じように体全体として病気になっています。したがって、病気を診断、治療する場合は、一つの専門分野だけを対象とするのではなく、同時にそれによって影響されている人間全体を診断、治療しなければ、患者さんを病気から解放させることはできません。

　掌蹠膿疱症の患者さんでは、しばしば種々の病気を合併しています（前出表１）。最も多いのは皮膚由来の骨、すなわち鎖骨、肋骨、胸骨、脊椎、骨盤の変形、破壊、石灰化ですが、次に合併頻度が高かったのは糖尿病であり、19.5％でした。つづいてIgA腎症が5.7％、アトピー性皮膚炎が5.1％、慢性甲状腺炎が3.5％でした。腸の病気は1.4％でした。これらの病気の発生はいずれも実験的にビオチン欠乏食を餌としたラットやイヌで再現されることを確認して

います。これまで、掌蹠膿疱症の患者さんでたまたま糖尿病やIgA腎症を合併していたという症例はしばしば報告されていますが、なぜ合併していたか、また、これらの臨床的観察をもとに、ビオチンが糖尿病やIgA腎症の治療薬としての有効性まで追究しているものは皆無です。紙面の都合で合併頻度が高かった糖尿病、IgA腎症およびアトピー性皮膚炎について概説します。

なぜ糖尿病を合併するか？

糖尿病は、持続的に血液中のブドウ糖の濃度が高い状態（高血糖）をいいます。

生活習慣病の一つとして皆さんもよくご存知の病気ですが、医学的にもメタボリック・シンドローム（metabolic syndrome）*（代謝症候群または内臓脂肪症候群）発生の中心的役割を果たしている病気として研究され、種々の治療法が開発されています。これらのことは皆さんのお手元の成書に記載されていますので省略し、ここでは掌蹠膿疱症の患者さんではなぜ糖尿病を合併しやすいかということに限定します。

*注：メタボリック・シンドローム（metabolic syndrome）……内臓肥満、インスリン抵抗性、低HDLコレステロール血症、高中性脂肪血症、高血圧などは動脈硬化を促進して心血管系の病気（狭心症、心筋梗塞、脳卒中など）をおこしやすい危険因子。危険因子が多数の場合には動脈硬化が一層促進するので、インスリン抵抗性や内臓肥満などを背景とした危険因子を重複する病気。

Ⅲ　治療の道程

　前述のように掌蹠膿疱症の患者さんでは糖尿病を合併していることが多いのですが、ビオチン治療を始めますと、かなりの患者さんで血糖の数値が改善または正常化することに気付きました。また、掌蹠膿疱症を合併していない糖尿病の患者さんの血清ビオチン濃度が低下していることが分かりました。そこで、糖尿病の患者さんにビオチンだけを投与したところ、血糖の数値が徐々に低下して、正常の範囲内に落ち着きました。同時に測定した血清インスリンの濃度はわずかですが上昇しました。すでに糖尿病の治療を受けられていた患者さんでは、薬の服用量やインスリンの注射量を減らすことができました。

　このような臨床上の経験からビオチンと血糖との関係を、実験的に作成したビオチン欠乏ラットで確かめました。

　ビオチン欠乏ラットでは血清インスリン濃度は著しく減少していることを見つけました。インスリンを分泌する膵臓のβ-細胞が著しく萎縮して、減少したためです。また、ビオチンにはβ-細胞からインスリンの分泌を促進する作用もあり、ビオチン欠乏状態ではインスリンの分泌が減少することも分かりました。

　さらに、ブドウ糖が代謝、分解するためにはグルコキナーゼ、ピルビン酸カルボキシラーゼ、アセチル CoA カルボキシラーゼという酵素が必要ですが、そのためにはビオチンが十分補充されていなければなりません。糖尿病の患者さんでは血清ビオチン濃度が減少しており、グルコキナーゼや各種のカルボキシラーゼの活性が低下していたこと、ビオチン欠乏ラットでもグルコキナーゼや他の酵素の活性が低下していました。ビオチンの投与はこれらの酵素を活性

化して、ブドウ糖の代謝、分解を促進しますので、血糖の数値が正常化するわけです。

　人を含めて動物の体の中の代謝で血液中のブドウ糖（血糖）濃度を安定したレベルに維持することは最も重要なことです。動物が飢餓状態になって低血糖状態になりますと、グルカゴン、アドレナリンをはじめ10種類の因子（ホルモン）が分泌されて、肝臓中に貯蔵されているグリコーゲンをブドウ糖に変換して、血糖を調整していますが、高血糖の場合、血糖を正常なレベルに下げる働きをもつ因子はインスリンだけといわれてきました。

　わたしたちは不意の来客に、部屋に散らかしていた物をあわてて押入れに入れようとして、押入れの戸を開けますが、この役割をしているのがインスリンです。しかし、押入れの中が乱雑な状態では、押入れに物を入れようとしてもかえって中の物が外にはみ出てしまいます。このような状態がインスリン抵抗性糖尿病に相当すると思います。現在、インスリン抵抗性糖尿病ではインスリンの作用を阻害する物質が存在したり、インスリンに対する感受性が低下したりしていて、インスリンの作用の発現が著しく阻害されて発病するといわれていますが、押入れの中の不要なものを処理してしまえば、容易に収納できます。この役割をしているのがビオチンです。筆者は掌蹠膿疱症の患者さんでの臨床経験を通じて、インスリンを介さないブドウ糖の代謝系があること、そしてビオチンがこの反応系に重要な役割を果たしている新事実を見つけるとともに、糖尿病の治療に応用しています。

Ⅲ　治療の道程

IgA腎症の合併について

　IgA腎症も掌蹠膿疱症の患者さんに合併しやすい病気です。腎臓の糸球体にAタイプの抗体が沈着するために発生し、腎臓の機能が傷害されます。自覚症状がなく、健康診断で尿中に蛋白が検出され、また、突然の血尿の発生で診断されることが多く、慢性に経過する腎臓病です。予後（経過の見通し）は比較的良好といわれていますが、約30％の患者さんでは病気が進行して、血液透析治療が必要になります。

　尿中に蛋白と赤血球が検出され、抗体染色をした腎臓の組織標本の顕微鏡的検査でIgA腎症と診断された掌蹠膿疱症の患者さんにビオチン治療をしたところ、掌蹠膿疱症はもちろん、尿の異常は改善し、顕微鏡的検査でも糸球体のAタイプの抗体の沈着は認められなくなり、血清中の窒素成分の濃度を指標とする腎臓の機能検査結果も正常化しました。これらの結果から、掌蹠膿疱症を合併していなかったIgA腎症の患者さんの場合でもビオチンの効果が確認されました。

　実験的に作成したビオチン欠乏ラットの腎臓には、糸球体を中心にAタイプの抗体が沈着して、IgA腎症ときわめて類似した病像を呈しますが、ビオチンを投与後には糸球体の構造が改善して、正常化しました。

　これらの観察は適切な治療法がないといわれてきたIgA腎症の治療に、ビオチンの投与が有用なことを示しています。

アトピー性皮膚炎について

　母親が掌蹠膿疱症の場合、子供にアトピー性皮膚炎を発生する頻度が高いこと、また、掌蹠膿疱症の患者さんの5.1％にアトピー性皮膚炎を合併していたこと、アトピー性皮膚炎の患者さんでしばしば掌蹠膿疱症を発生していること、ともに血清ビオチン濃度が低下していること、およびこれらの患者さんでは血清中のEタイプの抗体の濃度が増加していたことなどから、アトピー性皮膚炎の発生と掌蹠膿疱症の発生との間に共通因子が存在するのではないかと推測しました。アトピー性皮膚炎の患者さんは数多く、その発生の原因に関する説も研究者の数くらい多いといわれており、治療についても数多く試みがされてきましたが、病気が完治したという報告はありません。

　これまでアトピー性皮膚炎は幼児や小児に多い皮膚炎とみなされてきましたが、筆者がこれまで診療してきました約4000名の患者さんのうち、5歳以下は9％、6〜10歳は12％であり、最も多かったのは21〜30歳の30％でした。次に多かったのは16〜20歳で20％でした。50歳以上の患者さんもいました。病気が治らないために来院される患者さんが高年齢化してきたためと思われます。

　筆者は内科医の観点から、アトピー性皮膚炎を掌蹠膿疱症の応用編として取り組み、病気を完治させてきました。

　皮膚は体を覆っている組織ですから、皮膚にあらわれている病変は体の中に異常があり、それがアトピー性皮膚炎という形で反映し、発生したものとみなすことが出来ます。では、アトピー性皮膚炎の患者さんの体の中でおこっている異常とはなんでしょうか。そ

れは代謝障害と、それに由来する免疫の異常です。掌蹠膿疱症の患者さんと同じように、アトピー性皮膚炎の患者さんでもビオチンの欠乏と、これに由来するブドウ糖、アミノ酸、脂肪酸の代謝の障害があり、免疫の働きに乱れを生じてEタイプの抗体をどんどん作りつづけ、自分自身を攻撃してしまうアレルギー反応がおこっています。すなわち、アトピー性皮膚炎はアレルギーによっておこる病気です。

近年、アトピー性皮膚炎の発生に、さらに色々な因子が関わっていることが明らかにされてきました。そのなかでもTh2細胞が放出するホルモン様物質インターロイキン-4（IL-4）、IL-13はEタイプの抗体を過剰に作って、湿疹を発生させ、IL-5は好酸性球*を増加して、痒みをおこします。近年、L-セクレチンやケモカインなどの因子が発見されて、病気の発生に関わっているといわれています。

*注：好酸性球……酸性の色素に染まりやすい白血球の一種であり、ヒスタミンという物質を放出して、痒みを発生する。

アトピー性皮膚炎の主な症状は、はげしい痒みを伴った全身性の湿疹*です。図21にアトピー性皮膚炎患者さんの主な特徴を示しました。皮膚には発疹や落屑、苔癬化*、掻き傷が目立ち、カサカサになっています（図22）。また、健康な人ではなんでもないような刺激——たとえば自分の頭髪——にも反応して「かぶれ」をおこしやすく、これが湿疹を悪化する引き金になります。湿疹と「かぶ

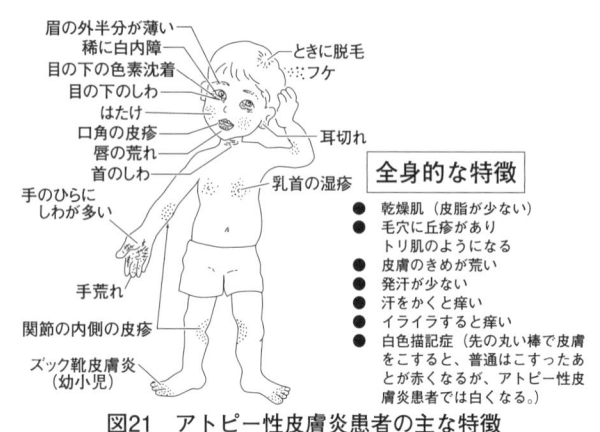

図21 アトピー性皮膚炎患者の主な特徴

全身的な特徴
- 乾燥肌（皮脂が少ない）
- 毛穴に丘疹がありトリ肌のようになる
- 皮膚のきめが荒い
- 発汗が少ない
- 汗をかくと痒い
- イライラすると痒い
- 白色描記症（先の丸い棒で皮膚をこすると、普通はこすったあとが赤くなるが、アトピー性皮膚炎患者では白くなる。）

れ」の共存がアトピー性皮膚炎の特徴です。

*注：湿疹……皮膚に痒みを伴い、小さくてぶつぶつした発疹が一面に出ている状態。生じた水泡がやぶれ、ジュクジュクしたり、乾いてカサブタがついたりしている状態が急性湿疹。経過が長びいて皮膚が厚くなり、乾燥してかさかさになった状態が慢性湿疹。

苔癬化……皮膚が厚くなって、苔のようになること。

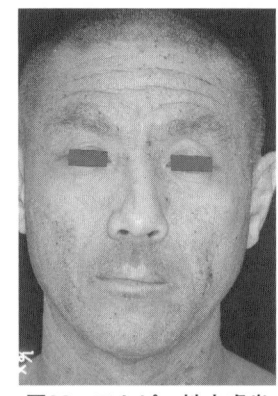

図22 アトピー性皮膚炎患者の皮膚の病変

もし、Eタイプの抗体が皮膚だけでなく、気管に多く沈着しますと気管支喘息

Ⅲ 治療の道程

を、鼻や目に沈着します
と、それぞれアレルギー性
鼻炎、アレルギー性結膜炎
をおこします（表6）。以
前、皮膚に湿疹がある患者
さんになぜ気管支喘息が起
こりやすいのか、その関連

1. 気管支喘息
2. アレルギー性鼻炎
3. アレルギー性結膜炎
4. 白内障
5. 網膜剥離
6. 下顎骨の硬化

表6 アトピー性皮膚炎患者における合併症

性がわからなかったことから、ギリシャ語で「得体が知れない」、あるいは「奇妙な」という意味の「アトピー」が病名となって、アトピー性皮膚炎といわれるようになりました。Eタイプの抗体が関わっていることが明らかになっている現在でも、「得体が知れない皮膚炎」あるいは「奇妙な皮膚炎」という意味のアトピー性皮膚炎で呼ばれています。

　アトピー性皮膚炎の患者さんでは、さらに発生学的に皮膚と同じである目にも白内障や網膜剥離を合併することがあります。実験的にラットやイヌなどの動物をビオチン欠乏状態にしますと、同じような代謝障害と免疫異常がおこってアトピー性皮膚炎が発生して、白内障や網膜剥離を発生します。

　これまで、白内障は目が痒いので目を手でこすったり、叩いたりするために傷ついて発生するといわれてきましたが、ビオチン欠乏ラットやイヌの実験で、目のレンズの成分である糖タンパクに代謝障害を生じるためと分かりました。白内障の手術を予定されていたアトピー性皮膚炎の患者さんで、ビオチン治療開始後、白内障が治り、手術が不要になった例が数例ありました。動物実験でも確認しています。このことからアトピー性皮膚炎の患者さんで発生する白

図23 アトピー性皮膚炎患者における血清Eタイプ抗体濃度とビオチン濃度との関連性

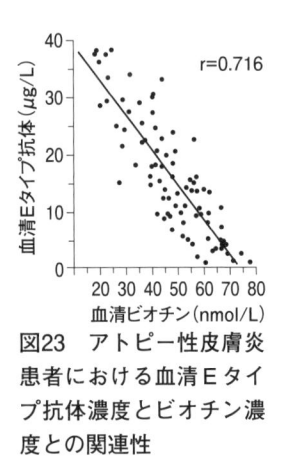

内障は、目をこすったり、叩いたりする外傷性の原因ではなく、ビオチン欠乏状態で目のレンズ内の成分に異常代謝物質が産生し、蓄積するためと推測されます。また、患者さんでは腎臓病や下顎骨の硬化症を合併することもありますので、アトピー性皮膚炎も皮膚だけの病気ではなく、全身性の病気と見なさなければならないと思います（表5）。

　アトピー性皮膚炎の患者さんではビオチンが欠乏していますので、これに由来する体の中でブドウ糖、アミノ酸、脂肪酸などの代謝が障害されています。その結果、免疫機能に悪影響を与えて病状を悪化させてしまい、Eタイプの抗体が過剰に作られてアトピー性皮膚炎がおこります。したがって、図23で明らかなように、アトピー性皮膚炎の患者さんでは血清ビオチン濃度とEタイプの抗体濃度と間には密接な関係が存在しまして、ビオチン濃度が減少しているほどEタイプの抗体濃度が上昇しており、ビオチン濃度が上昇するにつれてEタイプの抗体濃度は減少します。このように両者の間には逆相関関係が成り立っています。

　患者さんにビオチンを投与しますと、体の中でおこっていた代謝障害や免疫異常が改善しまして、皮膚も正常になり、病気が完治します（図24）。ビオチンには副作用がありません。ビオチンは値段が廉く、安全で有効な治療薬です。欧米の国々では、乳幼児の皮膚

III 治療の道程

病の発生を防ぐために、粉ミルクにビオチンを加えています。しかし、わが国では許可されていません。このことがわが国で乳幼児に皮膚炎が多い理由の一つと考えられています。

　アトピー性皮膚炎の患者さんでは、腸内細菌によって作られたビオチンを壊してしまったり、食べてしまったりする悪玉菌――乳酸菌――が桁違いに腸内にはびこっているためビオチン欠乏状態になっています。発病前、乳幼児の場合にはしばしば緑色の悪臭を伴った下痢状の便を排泄していますが、このことは患者さんの腸内に悪玉菌がはびこっていることを示しています。一般に、乳児の大便は「いり卵」のような色をしていて、甘酸っぱい匂いがしています。「いり卵」のような色は胆汁の色素ビリルビンによるもので、腸液がアルカリ性なことを示していますが、腸内に多量の乳酸菌が存在していますと、乳酸によって酸性化した腸液によってビリルビンは

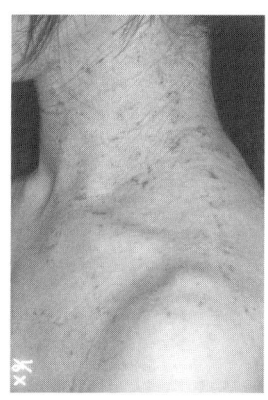

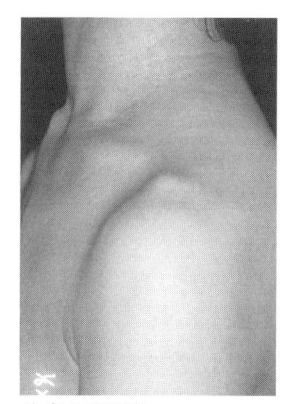

治療前　　　　　　　　　　治療2週間後
図24　アトピー性皮膚炎患者(EY、21歳、女性)にビオチン治療をした時の頸部

1. 繊維　：ナイロン、ウール、絹、ガラス繊維、スパンデックス
2. 染色剤：染料、カップリング成分
3. 仕上剤：蛍光増白剤、柔軟剤、防縮・防皺剤、防水剤、防炎剤、防虫剤
4. 付属品：ラベル、ボタン、金属

注：木綿は皮膚炎をおこさない。

表7　衣類による皮膚炎の原因

ビリベルヂンに変わり、緑色を呈するようになります。また、健康な乳児の腸には存在しない超悪玉菌のクロストリヂウム・デフィシルやペルフリンゲンス（ウエルシー）が棲みつくために、便は下痢状で、夏の台所の生ごみの「すえた」ような悪臭をはなつようになります。このような異常便の発現頻度は92％でした。乳児がこのような便を排泄したらアトピー性皮膚炎を発生する前兆と見なすことができます。

　汗を吸い込んだ肌着や下着から蛍光増白剤や柔軟剤あるいは染料などの加工物質が汗の中に溶け出して、肌を刺激するようになり、「かぶれ」をおこすことがあります（表7）。それを合成洗剤で洗いますと、これに含まれている蛍光物質や柔軟剤などでますます「汚染」されてしまいます。1回でも合成洗剤で洗いますと、その後ふつうの石鹸でいくら洗っても「汚染物質」はとれません。肌が弱い乳幼児では市販されている肌着ではなく、付加価値をつけるための「加工」が禁止されている医療用のガーゼで作った肌着を着せてください。これだけで、皮膚の病状が改善することがあります。

　アトピー性皮膚炎は、しばしば遺伝的な病気とか、病気になりや

III 治療の道程

すい体質のためといわれてきました。患者さんが家族間、ことに母と子や同胞に多いからです。しかし、遺伝子には異常がなく、体質でもありません。悪玉菌優勢の腸内細菌構成が出産時に母から子に伝えられ、ビオチン欠乏状態を生じるからです。

　アトピー性皮膚炎のもう一つの特徴に皮膚バリアの傷害があります。皮膚の表面にはセラミドという「接着剤」で固められている角層がバリアとなって、外から色々な刺激が侵入するのを防ぎ、また、皮膚の内部から水分がもれ出るのを防いでいます（左図）。ビオチンが欠乏しますと、セラミドの成分がリノール酸からオレイン酸に変わり、また作られる量も少なくなって「接着剤」としての効果がなくなりますので、角層がバラバラになってしまい、バリアとしての機能がなくなってしまいます（右図）。そのために、外からの刺激が容易に皮膚の中にまで侵入して炎症（かぶれ）をおこしてしまいます。また、水分は外に出やすくなるので、皮膚はカサカサになってしまいます（図25）。

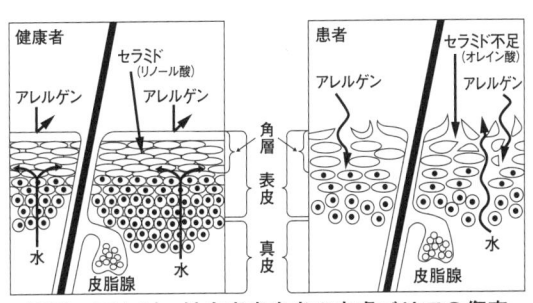

図25　アトピー性皮膚炎患者の皮膚バリアの傷害

皮膚バリアの傷害の治療にはビオチンが特効薬になります。また、ステロイド軟膏がバリアの傷害を速やかに改善します。傷害の程度に応じてワセリンで希釈したステロイド軟膏を塗擦（すりこむこと）します。すなわち、ステロイド軟膏によって外からのアレルゲン（刺激）の侵入や皮膚の内部からの水分の漏出を防ぐとともに、アレルゲンの侵入によって生じた炎症症状を改善します。皮膚の傷害がよくなるにつれて軟膏をどんどん希釈して、軟膏の治療を中止するようにしますと、ステロイド禍やリバウンド現象をおこしません。よくステロイド軟膏を「悪魔の化身」のように恐れている人がいますが、ステロイド軟膏の性質や使い方を知らないからです。ステロイド軟膏による治療は患者さんの皮膚バリアの傷害による角層の代役と内部の炎症（かぶれ）の治療を目的としており、「かゆみ」の症状を早くやわらげるための治療法なのです。
　他方、ビオチン治療によって、体の中でおこっている代謝障害やセラミドの性状を改善して、免疫機能を正常化すれば、再発することもなく、アトピー性皮膚炎は完治します。

　よくアトピー性皮膚炎の原因としてダニやハウスダストが考えられています。患者さんの皮膚の患部にダニがくいついていたり、ハウスダストがべっとり付着していたりしているのを観察した人はなく、血液検査の結果でダニやハウスダストの反応があったというだけでは、診断の根拠にはなりません。前述のように、患者さんでは皮膚バリアが傷害されていますので、ダニやハウスダストの成分が容易に皮膚の内部にまで侵入してしまい、「かぶれ」をおこしたと考えるほうが理解できるのではないでしょうか。血液検査の結果だ

けで判断しますと、ダニやハウスダストそのものを犯人に仕立ててしまうことになります。食べ物や他の物質の場合でも同じことがいえると思います。

アトピー性皮膚炎の原因はダニであり、ダニに負けない体の治す力を取り戻すことが必要と「専門家」たちがいっており、さらに、治すためには我慢と時間が必要であると述べています。この「専門家」たちは患者さんや家族の苦しみと悩みを知っているでしょうか?

血液検査で卵とミルクに対する反応があるので、卵とミルクは摂取しないようにといわれ、食べさせていなかったという患者さんの母親に対して食生活に関する問診をしますと、カステラやケーキが大好物なので食べさせているという返事があります。しかも、なんらの異常もおこっていないといいます。皆さんはこのことをどのようにお考えになりますか。ある学会で「アトピー性皮膚炎のどの患者さんの血液検査で卵やチーズ、肉に対して異常の反応があったので、これらは避けるべきである。しかし、蛇と蛙の蛋白質に対する反応はなかったので……」という発表がありました。発表した人はまじめな医学的研究の発表と思われているかもしれませんが、血液検査の結果だけから診断してしまいますと、このように非現実的なものになってしまい、患者さんの病気の診断や治療にはまったく役に立ちません。

よく食物アレルギーがアトピー性皮膚炎の発生にかかわっているようにいわれていますが、関係ありません。先日、血液検査の結

果、米、麦や魚、鶏肉、豚肉など殆どの食品は食べさせられないので、ひえと粟それにワニの肉だけを毎日、食べさせているという子供づれの母親が来院しました。ワニの肉は冷凍ものを特別に購入しているとのことでした。その子供の患者さんは皮膚症状だけでなく、心身の発育が著しく低下していました。これまで治療を担当してきた医師も前述の「蛇と蛙……」と同じだなと思いました。

　食物アレルギーは胃腸の機能がまだ発達していない２歳までの幼児に多く発生します。腸の機能がまだ発達していない時に離乳食を与えますと、離乳食に含まれている蛋白質がそのまま腸から吸収されてしまうため、その蛋白質に対する抗体が作られてしまうからです。２歳を過ぎますと、腸の機能は発達して、食物中の蛋白質はアミノ酸にまで分解されて吸収されるようになり、食物アレルギーはおこらなくなります。血液検査だけからの判断で極端な食事制限をしますと、かえって幼い患者さんの心身の発育に重大な悪影響を与えてしまいます。いま、アメリカでは離乳をできるだけ遅くするような指導がおこなわれています。

　植物油や動物油のとりすぎは、それらの油に含まれている脂肪酸の主成分であるリノール酸をとりすぎることになり、アラキドン酸やプロスタグランジンE_2（PGE_2）をどんどん作り、これらがアトピー性皮膚炎を発生させたり、悪化させたりしてしまいます。最近、脂っこい食事の摂りすぎがアトピー性皮膚炎を発生させやすいといわれているのは、このためです。

Ⅲ　治療の道程

　近年、アトピー性皮膚炎の患者さん相手の高価なアトピー商品や民間療法がはやり、大きな社会問題になっています。これまで効果的な治療法が開発されていなかったためです。しかし、これらはいずれも「財布に利く」だけであり、病気には効きませんので十分に注意してください。

　アトピー性皮膚炎の患者さんが日常生活で注意しなければならないことは、皮膚を保護することです。皮膚バリアが傷ついているからです。そこで、次のようなことに注意してください。

1．下着などの洗濯に使う洗剤は合成洗剤ではなく、昔ながらの石鹸にしてください。水洗は十分に行い、柔軟剤などの仕上げ剤を使わないでください。衣類に付着している化学物質が汗や肌の湿り気で解けだして皮膚を刺激してしまうからです。冬期、石油ストーブがある部屋で洗濯物を乾燥しないでください。ストーブから出る排気ガスで衣類が汚染されてしまうからです。
2．入浴は皮膚を清潔に保つために必要ですが、熱い風呂は皮膚を刺激しますので、ぬるめにしてください。薬用や香料入りの石鹸あるいはシャンプーを使わないでください。また、硬いタオルなどで体をゴシゴシ洗わないでください。
3．温泉はその泉質によって傷ついている皮膚にさらに傷をつけて「かぶれ」をおこし、かえって病気を悪化させてしまうことがあります。「因幡の白兎の神話」*にも示されているように風呂には真水を使用してください。また、市販されている「アトピー性皮膚炎用の液体」や入浴剤も皮膚を刺激してしまうの

で使わないでください。皮膚が傷ついているアトピー性皮膚炎の患者さんにとって注意しなければならないことは、「真水」を使うことです。

＊注：因幡の白兎の神話

　あるとき、大国主命が異母兄の一行から遅れて因幡の海辺を歩いていると、ワニザメをだまして沖の島から岸に渡ろうとした白兎が、あと一歩というところでワニザメに捕らえられ、皮をはがされて泣いていました。先に行った兄神たちに教えられたように海水を浴びて風に当たったところ、赤裸の皮膚はひび割れして痛みが一層ひどくなり、泣き苦しんでいたのです。大国主命はワニザメをだましたことを悔いた白兎に「川の水で体を洗ってから、川べりに生えているガマの穂に包まるようにすれば、元通りに治る」と教えました。白兎が教えられた通りにすると体は元通りになりました。この神話で「皮膚には真水」ということを教えています。また、ガマの穂には外傷性の出血に対して、止血、消炎、抑菌の作用があることも示しています。

4．下着は木綿の素材のものにしてください。しかし、現在市販されている殆どの肌着や下着は染料や蛍光物質あるいは柔軟剤などで仕上げたり、加工したりしていますので、なかなか入手できません。医療用のガーゼは加工を禁止されていますので、できれば医療用のガーゼで作った肌着や下着を着てください。タートルネックのウール製品やＧパンなどは皮膚を刺激して「かぶれ」をおこしやすいので、なるべく着たり、はいたりしない

でください。
5. 柔らかく、肌触りがよいシーツや布団を使ってください。羽毛布団や毛布は「かぶれ」をおこしやすいので、肌に触れる部分を医療用のガーゼで覆って使ってください。
6. 頭髪は皮膚に触れないように短くしたり、束ねたりしてください。皮膚のバリアが傷ついていますので、自分の頭髪の成分に対しても反応してしまうからです。シャンプーには香料などが入っていないものを使ってください。
7. ひげそりには電気かみそりを使ってください。深剃りは皮膚を傷つけてしまいます。ひげそりの後にはよく金属の粉が付いていますので、必ず洗顔してください。
8. 外出時、紫外線や直射日光を避けるために帽子をかぶったり、長袖の衣類を着たりしてください。また、紫外線よけの日傘を使ってください。
9. 海水や消毒薬が混入されているプールの水は「かぶれ」をおこしやすいので、海水浴や、プール遊びをしないでください。海辺での直射日光は皮膚を傷つけてしまいます。
10. 汗はぬれたタオルで押さえるように拭きとってください。ウエットティッシュには消毒薬やアルコールが入っていますので、使わないでください。
11. 動物の毛や分泌物が刺激となって「かぶれ」をおこしやすいので、動物を飼わないでください。患者さん自身が直接動物に触れなくても、動物に触れている家族に触れただけでも「かぶれ」をおこしてしまいます。
12. 喫煙は受動喫煙を含めて免疫機能を乱して病状を悪化します。

また、ビオチンの治療効果を弱めてしまいますので、禁煙してください。

付記：「かぶれ」

「かぶれ」は接触皮膚炎といって、殆どの物が刺激となっておこる皮膚炎です。「かぶれ」は美容院で使うパーマ液などの強い化学成分でおこったり、台所で使う弱い洗剤をくり返したりすることでおこる刺激性接触皮膚炎と、ある物質に対してアレルギーのある人だけが過敏に反応しておこるアレルギー性接触皮膚炎とに分けられます。

この皮膚炎の中で代表的なものとして、ウルシ、イチョウやマンゴーによるものがあります。サクラ草、キク、アネモネ、スイセンなどの花も「かぶれ」の原因になることがあります。また、ヘアダイ、パーマ液、シャンプー、化粧品、あるいはゴム・ビニール手袋、野球のグローブによるものもあります。さらに、イヌやネコなど動物の毛や小鳥の羽でも「かぶれ」をおこします。

よくみられる代表的な「かぶれ」に建材によるシックハウス症候群があります。新築したり、改築したりした家に住んだり、転居したりした際、その住宅の建材から発生する化学物質や塗料によって、呼吸困難などの全身症状のほかに顔や手など露出している皮膚に激しい「かぶれ」をおこします。常に換気をするだけでなく、木炭などの吸着剤を部屋に置くなどの処置が必要になりますが、転居しなければならなくなることもあります。

Ⅲ　治療の道程

　果物、とくにマンゴーによる「かぶれ」──口囲皮膚炎──もよくおこります。
　以前、膠原病の一種エリテマトーデスとその合併症であるループス腎炎と診断されて、入院、治療されてきたという若い女性が来院しました。顔全体がはれぼったく、また、特に口のまわりが赤くはれ上がっており、一見して口囲皮膚炎をおこしていることが分かりました。エリテマトーデスと診断するためには「診断基準」がありますが、この患者さんでは、この診断基準に該当する症状は確認できませんでした。問診──病状などの聞きとり──で患者さんはマンゴーによる「かぶれ」と診断して、1週間マンゴーを食べないで再度来院するように話したところ、「東京の一流大学病院で診断されて、入院・治療を受けてきたのに、こんな田舎病院の医師に分かるはずがない」と声を荒げて、聞き入れようとしませんでした。
　1週間後、来院された患者さんは見間違えるような健康な女性の顔に変身していました。マンゴーはウルシ科の植物の実であり、「かぶれ」をおこしやすい果物です。初めて来院された時の「はれぼったい顔」はマンゴーによる口囲皮膚炎の影響によるものであり、当然腎臓の機能検査では異常が認められませんでした。後日、患者さんが入院中に受けられた腎臓の生体組織検査（生検）*でも異常がなかったことを知りました。

＊注：生体組織検査（生検）……生体の組織（ここでは腎臓）を穿刺し、その一部を顕微鏡的に検査して、診断を確立する方法。

　手掌の発疹を掌蹠膿疱症と診断されて来院された患者さんがいま

した。掌蹠膿疱症の場合と全く異なり、「かぶれ」の病像でした。問診から室内で飼育しているイヌの毛や分泌物が原因となっていることを突き止め、このことを告げましたが、聞き入れられませんでした。

　来院される患者さんが多くなるにつれて、わざわざ来院されても、病気が「自己診断」と違っていた場合、診断をなかなか聞き入れようとしない患者さんが多くなりました。

狭心症とアルツハイマー病について
　狭心症またはアルツハイマー病を合併していた掌蹠膿疱症の患者さんにビオチン治療を行ったところ、いずれの場合も掌蹠膿疱症に先立って合併症が改善しました。この臨床結果から、合併症の発生は偶発的なものではなく、掌蹠膿疱症の発生に関連していると推測しました。

　そこで、狭心症とアルツハイマー病の患者さんで血清ビオチン濃度を測定したり、体内の代謝を研究したりしたところ、掌蹠膿疱症の患者さんの場合と同じように、血清中のビオチン濃度の低下と代謝障害が観察されました。他方、実験的に作成しましたビオチン欠乏ラットでは不整脈が発生したり、心電図に狭心症や心筋梗塞様の像が出現したりしましたが、これらの異常はビオチン投与後速やかに改善、正常化しました。

　また、ビオチン欠乏ラットで学習・記憶のモデルと見なされている刺激伝達長期増強*や脳波などの変化を指標とする電気生理学*的検査やモリス水迷路学習試験*、および脳神経細胞の変化を調べる組織学*的検査の結果、アルツハイマー病の患者さんの場合に類

似した変化が観察され、記憶や学習能力の低下が認められました。これらの異常はいずれもビオチン投与後、改善しました。これらの結果は合併症の発生にビオチン欠乏が関わっていること推測させます。

*注：刺激伝達長期増強（LTP）……一方の神経線維から他の神経に興奮が伝達される部位で激しく刺激されると、この部位での刺激を伝達する効率が長時間続く現象。

　電気生理学……生物、特に脳神経系の機能を電気的現象を研究する学問。

　モリス水迷路学習試験……白濁させた水をいれたプールでラットを泳がせ、水面下に設置した避難所にたどり着くまでの時間を測定する試験を繰り返すことによって、周囲の環境を手がかりに避難場所の位置を記憶・学習し、たどり着くまでの時間の短縮を指標として記憶・学習能力を評価する試験。

　組織学……生物の組織の構成や発生、機能などを研究する学問。

ビオチン治療の意義

　病気の治療方法に同治と対治という考え方があります。同治と対治は本来ともに仏教の言葉です。仏様は物事を一切否定されないで、すべてをそのままの形で受け入れてくれます。すなわち、同治とは絶対的な受け入れであり、絶対的な肯定です。それに対するのが対治です。医療はむしろ絶対的な否定、拒絶の立場をとってお

り、対治といえます。

　たとえば、わたしたちが熱を出した場合、医師は解熱剤を投与して熱を下げようとします。これが対治です。しかし、どんどん温かくして汗を十分にかかせ、熱を下げる方法もあります。これが同治です。すなわち、外から薬や手術で強引に病気を治そうとするのが対治であり、本来患者さんが持っている健康を取り戻そうとする能力を助けて、患者さんが自分で病気を治そうとするのを手伝うのが同治なのです。

　医学は本来人間の病気を征服するために考えられた科学ですから、これまで長い間病気を征服する手段として薬や手術という手段を用いてきました。しかし、近年、免疫に関する研究が進歩するにつれて、人間が元々もっている能力（免疫機能）の低下や乱れを正常に戻すことによって、病気を治そうとする考え方が重視されるようになりました。これが同治的な治療であり、前者が対治的な治療です。

　では掌蹠膿疱症のビオチン治療法はどちらでしょうか。掌蹠膿疱症の患者ではビオチンが欠乏しているために代謝障害がおこり、その結果、免疫機能に異常を生じて病気を発生していますので、ビオチンを補充すればすべてが正常化して病気が治るわけです。したがって、ビオチンによる治療方法は本来体の中に十分にあるべきビオチンの不足分だけを補うのですから、体に全く無理がなく、自然的なので同治的といえます。

Ⅲ　治療の道程

　これに対して、現在、一般で行われている治療は「免疫抑制剤」で掌蹠膿疱症を強制的に押さえ込もうとしていますので、これに患者さんの体が「副作用」の形で反発して、全身状態までも悪化させています。すなわち、対治的な治療方法は患者さんの状態や病気を治そうとする力を否定し、拒絶しているだけでなく、病気の発生や体の反応を無視しているため不適当な治療方法といえます。

　この対治的な治療方法は、たとえば、患者さんにピストルを突きつけて自分の意のままにさせようとしているのと同じであり、即効的ですが、一時的であり、かえってその反動のために結果が最悪の状態になってしまいます。しかし、ビオチンによる治療方法は、もともと患者さんの体に備わっている能力を高めることによって、自分の力で病気を治す方法なので、他の治療方法と違って強制的でなく、まさに同治的といえます。

　しかし、患者さん一人ひとりの病気の程度が異なっており、ビオチンの薬としての作用とそれに対する体の反応を考えますと、即効的ではありません。また、治療効果があらわれるまでにかなりの時間がかかり、その時間も画一的ではなく、患者さん一人ひとり異なっています。しかし、体を全く損なうことなく健康を回復することができます。患者さんが病気を1日でも早く治したいという焦りから、なかには早々と自分なりにビオチン治療を中止してしまい、いろいろな療法に手を出して、この「完治する」病気をかえって悪化させてしまっている人もいます。一般に、掌蹠膿疱症をふくめて免疫異常の病気の治療には同治的な治療方法が望まれますが、現在は

ピストルを突きつけて、無理やりに従わせるような対治的な治療方法が主流になっているために、ビオチンによる治療方法が普及しません。そして、「治る」病気をかえって「治らない病気」にしています。

仮面をかぶった「善玉菌」

わたしたちの体のなかで、口から肛門まで7メートルの管は消化管または腸管（広義の腸）といわれています。腸管の内側は粘膜で覆われており、テニスコート1.5面分、400平方メートルに及ぶ広大な面積をもつ組織になっています。この腸管にはいろいろな病気が発生しますが、消化器外科の進歩によって腸のかなりの部分を切除しても生きていけるようになったことから、これまで腸管は摂取した食物を消化、吸収し、そのカスを大便として排泄するための役割を果たしているにすぎないと思われてきました。

しかし、近年、腸の働きはこれまで考えられてきたような単純なものではなく、脳と同じように、精妙な働きをしていることが明らかにされました。すなわち、腸から分泌されると考えられてきたガストリン*やコレシストキニン*など腸の機能にかかわっている「消化管ホルモン」は脳神経系の機能にも関与しており、脳神経系から分泌されてきたニューロペプタイドY*（NPY）、サブスタンスP*、エンケファリン*などの物質が腸の細胞からも分泌されていて、「脳にあるものは腸にもある」、「腸にあるものは脳にもある」

という事実が明らかになりました。

*注：ガストリン……胃液の分泌を促進する物質。
　　コレシストキニン……胆汁の分泌を促進する物質。
　　ニューロペプタイドY……血管の収縮や食欲の調節にかかわっている物質。
　　サブスタンスP……痛みを伝える物質。
　　エンケファリン……モルヒネ様物質。

　このように「腸は小さな脳」として、絶えず摂取した飲食物から有害物質を認識していることが明らかにされており、有害物質の腸管に対する防御機能を備えています。それを担当しているのが消化管粘膜を中心とした腸管関連のリンパ組織（GALT：gut-associated lymphoid tissueの略）です。腸管粘膜の組織内にはリンパ球の集合体であるパイエル板の他に種々のリンパ装置が存在しており、それらが密接に連携して、免疫反応や体の防衛反応の誘導と維持に関与しています。すなわち、粘膜から侵入しようとする病的な外来抗原を排除して、わたしたちの体を防御し、体の機能の恒常性を保っています。

　健康人の腸管、特に大腸には約500種類の細菌がバランスを保って、安定した構成で住み着いています。常在菌といわれており、その数はヒトの細胞数の10倍といわれ、しばしば一つの臓器とも見なされています。腸管の部位によって住み着いている菌の種類や菌数は異なっており、大腸では嫌気性菌が大部分を占めています。腸内細菌の構成は摂取する食物、腸管の手術、服用する薬物などの外的

要因と、遺伝、加齢、細菌の代謝などの内的要因によって著しく変わります。

　ヒトは胎児時代や生まれたばかりの新生時では無菌状態ですが、出生直後から産道や母親、医療従事者を介して急速に消化管内では細菌叢を形成しています。生後1日目には大腸菌のほかに、腸球菌乳酸菌などの嫌気性菌が生着して、3〜4日後、腸管内の酸素が消費されますと、ビフィズス菌があらわれるようになり、7日目に腸内細菌叢は安定するといわれています。その後、離乳食をとるにつれて、成人の細菌叢の構成へ近づきます。そして、一度住みつきますと、細菌叢の構成は変わらないで、腸の生理的な機能を正常に保っています。
　成人の腸内細菌叢の大部分は嫌気性菌*で、その総数は大腸菌やブドウ球菌のような好気性菌の1000倍といわれていますが、病気になりますとその比率が変わり、好気性菌*が増えてきます。
　しかし、高年期に入りますと、総細菌数はやや減るとともに、ウエルシュ菌、乳酸菌、腸球菌が増加するようになり、腸管内に有害物質を増加させて、加齢をさらに促進させると考えられています。また、胃切除などの手術をした患者さんでは、胃酸の減少、抗生物質の使用などの影響で腸管内に病原菌が異常に増殖して、重症の腸炎を併発することが知られています。

＊注：嫌気性菌……空気があると死んでしまう細菌。
　　　好気性菌……空気中でも活動できる細菌。

乳酸菌は乳酸や酢酸などの酸を産生しますので、乳酸菌の勢力が強いと腸内の酸度が強くなって腸管内で病原菌の感染を防いでいるといわれてきましたが、最近このような乳酸菌善玉説が疑問視されるようになりました。

　他方、乳酸菌以外の嫌気性菌が産生する短鎖脂肪酸、特に酪酸は乳酸菌と異なり、腸内の酸性度が弱くても病原菌の繁殖を抑制することが明らかにされました。このことは乳酸菌とは違って腸粘膜を障害しないで抗菌性を発揮していることを示しています。しかも、酪酸は腸粘膜のエネルギーになる善玉脂肪酸でもあります。

　たとえば、大腸の粘膜細胞はつぎつぎに新しい細胞と置き換わっていますが、そのために必要なエネルギーの80％は酪酸に依存しており、大腸の消化、吸収機能にかかわっている細胞に欠かせない栄養素となっています。

　腸内細菌叢の主な役割として以下に示すようなことが考えられています。そして、なんらかの原因で腸内細菌叢に異常がおこりますと、これらの生理的な役割が果されなくなり、さまざまな病的状態を誘発するようになります。

1．腸管における感染を防ぐ。
2．腸管免疫を発達させる。
3．腸管機能を調節する。
4．食事性非消化炭水化物（食物繊維）を分解、代謝する。
5．乳糖分解能を改善する。
6．ビタミン類を生産する。
7．腸管上皮に必要な栄養素を供給する。

8. 腸管の蠕動（運動）を調節する。
9. 腸管の血流を増加する。
10. 膵液の分泌を促進して、脂肪の分解、消化を促進する。
11. 電解質（塩分）の吸収を促進して、体液の喪失を防ぐ。
12. でんぷんを分解して生産した酪酸からの脂肪酸合成を促進する。

食物繊維とは

　腸内細菌と密接な関係があるものに食物繊維があります。食物繊維は第6番目の栄養素として、栄養学的に重要な物質です。食物繊維といいますと、ゴボウなどのスジっぽい野菜を考えられる方がおられるかもしれませんが、消化液で消化も吸収もされない物質の総称であり、穀類、イモ類、豆類、海草などに多く含まれていて、野菜には少ないです。

　これまでの教科書に食物繊維は「大便の量を増して、便通をよくする」、「有害な物質を吸い取り紙のように吸着して、排泄する」と書かれているだけでしたので、消化、吸収できないのになぜ第6番目の栄養素といわれているのか疑問に思われるかもしれませんが、それは食物繊維がそのまま腸内細菌の餌になるからです。腸内細菌は色々な酵素をもっていますので、食物繊維を分解して餌とすることができます。

腸内細菌叢と食生活

　腸内細菌叢の構成は食生活によっても強い影響をうけており、食生活の欧米化によって細菌叢の構成も大きく様変わりしてきまし

た。それに伴って病気までも欧米化してきました。日本食はでんぷん（ご飯）と食物繊維が中心になっており、それに大豆製品や魚介類の蛋白質からなっています。

ご飯の主成分はでんぷんですが、腸内細菌の餌になりやすく、酪酸が沢山作られます。前記のように、酪酸は腸の粘膜細胞から癌の発生を予防したり、癌細胞をアポトーシス*で死に追いやったりする働きがあります。また、粘膜細胞の栄養源として腸の活動を活発にします。

食生活の欧米化によってご飯食が少なくなり、酪酸生産菌の餌であるでんぷんが少なくなるため、酪酸も作られなくなって癌が多発するようになりました。肉類の多食によって蛋白質からアミノ酸への分解が多くなり、腸内細菌の働きで、発癌物質や発癌促進物質といわれているアンモニア、アミン類、硫化水素、インドール、亜硝酸塩などが作られ、腸の粘膜細胞は癌性化して、どんどん増殖するようになります。また、脂肪の摂取量も多くなりますから、脂肪が酸化して生じる過酸化脂質には毒性があり、老化を促進したり、癌を発生させたりするようになります。

*注：アポトーシス……予めプログラムされている細胞の死。

プロバイオティクスとは

腸内細菌叢の構成に異常がおこりますと、さまざまな病的な状態をひきおこします。そこで、腸内にとって有用な細菌を経口的に投与して、腸内の環境を改善しようという考えがおこり、プロバイオティクス（probiotics）という言葉が使われるようになりました。

ギリシャ語でプロバイオ（pro bio）は「生命のために」の意味であり、抗生物質（antibiotics）に対抗する言葉として使われています。すなわち、「抗生物質の病原菌を殺したり、増殖するのを抑制したりする物質」の反意語として「ある細菌が他の細菌の増殖を助ける」という意味です。

これまでプロバイオティクスは整腸剤の総称として使われてきましたが、近年、この分野の研究が進み、抗生物質に変わる重要な治療薬や予防薬として注目されてきました。

プロバイオティクスの効用

1. 生産された代謝物質が病原菌の栄養素と競合して、病原菌の増殖を抑制する。
2. 代謝産物が腸液を酸性にして、病原菌や有害菌の増殖を抑制し、これらに菌が作り出すさまざまな毒素や発癌物質などの産生を減らす。ことに酪酸は腸管粘膜細胞のエネルギー源として作用し、細胞の分化を誘導して、癌性化を抑制する。
3. プロバイオティクスがもっている酵素活性が細菌の生産する毒素に対する受容体*を修飾して病原性を低下させる。
4. 抗生物質を産生して、病原菌の増殖を抑制する。また、毒素の産生も抑制されるので、大便やおならのにおいが改善される。
5. 抗体産生の刺激、マクロファージの活性化、補体活性の上昇で免疫機能を正常化する。
6. 腸管粘膜細胞に付着して、病原菌の粘膜細胞への接着や細胞通過を防ぐ。
7. カルシウムなどのミネラルの吸収を促進したり、血中コレステ

Ⅲ　治療の道程

ロールを低下させたりする作用がある。

＊注：受容体……細胞の表面や内部に存在して、ホルモン、細菌、ウイルスなど特定の物質と特異的に結合して、細胞の機能に影響を与える物質の総称。

プロバイオティクスの臨床医学への応用

筆者が掌蹠膿疱症の患者さんの治療薬としてビオチンの他に使用しています活性酪酸菌生剤（商品名ミヤ‐BM）はプロバイオティクスとして前記の特徴をもっている以外に、「ビオチンを消費しない」、「副作用がない」、「薬値が廉い」、「腸の運動を活発にして便通を改善する」などの利点をもっています。また、腸粘膜細胞の保護と栄養に有効な酪酸を産生する作用ももっています。さらに、抗生物質誘導下痢症や偽膜性大腸炎など腸管に重篤な病気を発生させる原因菌クロストリヂウム・デフィシルやウエルシュ菌の発生と増殖を抑制したり、抗生物質の耐性菌の発生を抑制したりすることも明らかにされています。

「乳酸菌は善玉菌」という神話が広まる前の1955年、腸内細菌研究の第一人者モア先生らによって乳酸菌が産生する二次胆汁酸が大腸がんの発がんを促進するという論文が発表されました。この論文とは別に、わが国でも鈴木邦夫先生らは乳酸菌に発がん物質を産生する３種類の酵素を発見されました。さらに、最近では腸内細菌研究の権威者であるイギリスのボリエロ先生らが乳酸菌の病原性について報告されています。

これまで乳酸菌の健康志向説が強調されてきましたわが国では、乳酸菌の有害な面を知る機会は皆無に近かったのですが、掌蹠膿疱症の発生と乳酸菌との関連性をふくめて、今後、これまでの乳酸菌に対する評価を見直さなければならないと思います。

　ことに近年、メチシリン耐性あるいはバンコマイシン耐性の病原菌に変貌したり、誘発したりすることが明らかにされています。これらの抗生物質が無効な病原菌の出現は医学的に、また社会的にも大問題となっています。

　最近、家庭で「ヨーグルト*」と呼ばれている「発酵乳食品」作りが盛んになり、いわゆる「ヨーグルト」を多量に食べる人が多くなりました。掌蹠膿疱症で来院される患者さんの中に、自家製の「ヨーグルト」を多量に（毎食ボール１杯以上）食べるようになってから皮膚に膿疱が発生するようになった、と訴える人が増えています。

　ヨーグルトは消化、吸収しやすい蛋白質やカルシウムを多く含んでいますので、すぐれた栄養効果がある食品ですが、ヨーグルトの乳酸菌は腸に定着しません。

　したがって、ヨーグルト→乳酸菌→善玉菌という短絡的発想を絶対的と勘違いしないでください。

＊注：ヨーグルト……ブルガリア菌（ラクトバチルス・ブルガリスク）とサーモフィルス菌（ストレプトコッカス・サーモフィルス）という２種類の乳酸菌で牛乳を発酵させた発酵乳食品。

III　治療の道程

　プロバイオティクスの臨床医学への応用で真っ先に考えられますことは、抗生物質の代役になれるかということです。言うまでもなく、感染症の治療の主役は抗生物質ですが、長期間の使用は正常の腸内細菌叢のバランスを破壊してしまうため、カンジダのように病原性が弱かった細菌が勢力を増大して、病原性も増強して日和見感染をおこしてしまいます。また、抗生物質が効かない耐性菌も生じるようになります。耐性をもたない新しい抗生物質の開発には多額の研究費が必要であり、抗生物質の源である土壌中の細菌も調べつくされてきたことなどから、抗生物質のように直接殺菌*や静菌*はしなくても、病原菌の住み家や餌を奪って排除するプロバイオティクスの抗菌効果がクローズアップされるようになり、臨床的に病原菌の治療あるいは抗生物質の薬効を長引かせるための予防薬として用いられるようになりました。

*注：殺菌……細菌を死滅させること。
　　静菌……細菌の増殖を阻止または妨害すること。

まとめ

　掌蹠膿疱症の患者さんでビオチン欠乏に由来するブドウ糖、アミノ酸、脂肪酸の代謝と免疫機能に異常があり、皮膚、骨その他の組織に異常をおこしていることと、ビオチン投与後すべてが改善、正常化することから、掌蹠膿疱症の発病や病状の増悪、合併症の発生にビオチンが関わっていることを示しました。

掌蹠膿疱症の患者さんでは腸内細菌の構成に異常があって、悪玉菌優位の状態になっているためにビオチン欠乏をおこしています。多数の患者さんで頻回の下痢や頑固な便秘が発病に先行していること、放屁や大便の悪臭が著しいこと、腸内に乳酸菌とともに超悪玉菌が極めて多く検出されること、抗生剤や活性酪酸菌製剤の併用投与で血清中のビオチン濃度の上昇と高値の維持、治療効果の増強することは、腸内細菌の構成の異常が掌蹠膿疱症の発病や病状の増悪に密接にかかわっていることを示しています。脂っこい食事の多食は腸内細菌の構成が悪玉菌優位となるだけでなく、体内の脂肪酸の代謝に障害を生じて免疫機能に異常をおこし、掌蹠膿疱症を発生する一因となります。

　尋常性乾癬、アトピー性皮膚炎、エリテマトーデス、関節リウマチ、シェーグレン症候群、全身性硬化症（強皮症）の患者さんでもビオチン欠乏があり、患者さんたちにおこっている代謝や免疫の異常も掌蹠膿疱症の患者さんの場合に極めて類似していて、同じようにビオチンが有用な治療薬になります。

追記

　掌蹠膿疱症性骨関節炎の治療のために海外から多数の患者さんが来院されています。治癒されたアメリカの患者さんが喜びの手紙を寄せられました。ご本人の許可を得ましたので、ご紹介します。

I Got a Complete Cure of Sternocostoclavicular Hyperostosis!

H.H., Female in USA

Ⅲ 治療の道程

One year passed since I wrote Foreign Report (1) entitled "How I Found My Way to Akita".

Briefly, the problem started in May 2000. I had suffered from the pustular eruptions on the palms and soles of the feet and severe chest pain. Then I had been obliged to make round trips between dermatologists and orthopedists, but with no benefit. There I had received "classical" treatments such as PUVA radiation and steroid ointments, until I found the Web site created by "Akitakomachi", Chiwako Mogamiya, and visited Dr. Maebashi in Japan.

After medical examination by Dr. Maebashi, he plainly explained my disease to me and told me that the disease was curable. When I heard his voice "curable", I cried and cried in mind with joy that I could recover from the disease, and convinced that my travel plan to Akita far from the United States was in the right, because my family and friends were not so sure about my travel to Akita. Additionally, Dr. Maebashi emphasized that smoking was a risk factor for the disease. Then I returned to the United States with hope that I could get a cure, and decided to give up smoking as a token of my gratitude to Mogamiya's warm heart for sick persons and to Dr. Maebashi's passion for the study on the disease and for the untiring efforts to treat many patients.

At first, the therapeutic effect of biotin on the disease was fluctuating, and I became irritated, although Dr. Maebashi told me that biotin treatment required some time to improve the disease. Mogamiya frequently encouraged me not to loose my mind under the treatment by e-mail. After taking the treatment for four months, both of my symptoms, severe chest pain and odious skin rashes begun to go out. After one year I was free of the disease. Finally I got a complete cure.

In my house there are two pairs of large shoes and sandals left in the corner of a boots-cupboard. I had put on them when I had been afflicted with painful swelling of the feet due to severe skin rashes. They recall many bitter experiences to my mind, whenever I see them.

It is a good luck that I could become acquainted with a good friend, Mogamiya, and an excellent doctor, Dr. Maebashi, through the Web site. Dr. Maebashi told me "I wish to be of use for all of the persons who are suffering from steonocostoclavicular hyperostosis including palmoplantar pustulosis and psoriasis", because he is only one doctor in the world with the ability to cure these diseases.

Now, thanks to Mogamiya and Dr. Maebashi, I appreciate the

bliss of health and enjoy my life.

Thank you for your help and compassion

L B, Female in USA

Dear Dr. Maebashi,

My husband P. and I would like to thank you for taking the time out of your busy schedule to answer our e-mail about our son Damian's disease (palmoplantar pustulosis). After reading your explanation of Biotin and the lack of it in a patient, it makes so much sense to me. Damian has started taking Biotin and his back pain and chest pain have subsided. We are trying to obtain Miyarisan. Is it available in any other country? We are flying to Germany tomorrow on family business and we were wondering if it is available there. I don't understand why doctors here do not even want to consider this type of treatment. THANK YOU so much for your compassion and all your help. I have passed all your information on to my son and daughter-in-law and they are excited and very willing to try your prescription. Your letter has not only given us hope but most of all my son hope of a normal life. Thank you again.

おわりに

「原因不明。治療法なし」といわれてきました従来の「定説」を真っ向からくつがえしたビオチン治療に対する風当たりは強く、一部の分野からは「ホラ吹き的発想」、「社会を惑わす風説」などと無視されたり、罵詈雑言を浴びせられたりしてきました。これまで「治らない病気」といわれて苦しみ、悩まれ、「白衣を着た者たち」に不信感をもってこられた多くの患者さんたちが、ビオチン治療で笑顔を取り戻され、明るい人生を過ごされるようになった事実を直視して欲しいと思います。

一般に人は「定説」といわれてきたものと異なった新しい研究成果をなかなか是認しようとしませんが、「定説的でない」ということだけで、その研究内容を知ろうともせず、根拠のない非難を繰り返すだけでは、医学の進歩を望めません。

また、このビオチン治療によって掌蹠膿疱症性骨関節炎を完治された最上谷智和子さんがご自分の闘病体験をもとに、ビオチン治療が1日も早く普及するようにと日夜努められていますが、その活動に対しても嫌がらせの言動が続いています。その多くは「裏切られの連続」で人を信じられなくなった者たちの仕業ですが、そのような状況にまで追い込んでしまった元凶は「定説」へのこだわりにあると思います。いま尚、苦しみ、悩まれている多くの患者さんたちが完治されるまでには、今後も数多くの障害に対処していかなければならないと思っています。

謝　辞

　掌蹠膿疱症の研究には元東北大学長石田名香雄先生、東北大学名誉教授木村修一先生、東北大学名誉教授古川勇次先生、麻布大学猪股智夫先生のご指導、ご助言、ご協力をいただきました。また、診療に際して青嵐会本荘第一病院院長小松寛治先生、ヘルスプランニング＆プロモーション・ステータス健康運動指導士最上谷智和子さんのご支援とご協力をいただいています。さらに学生時代からの親友牧野好夫君（皮膚科医）、船山完一君（整形外科医）からそれぞれの専門分野についてご指導をいただきました。ここに深く感謝申しあげます。

　石田先生は世界的な微生物学者であり、なかでもウイルスが癌を発生させるということをはじめて実証されました。また、多くの研究者を育てられました。学長という多忙な要職にありながら、朝早くから研究室に来られ、筆者の研究の経過に耳を傾けてくださり、指導してくださいました。また、日曜日には先生の研究室で、先生が自らいれてくださったお茶をいただきながら、医学談義に興じました。この経験が筆者の医師として、また、研究者としての考え方や姿勢に強く影響しています。「腸内細菌叢の構成異常→ビオチン欠乏→免疫異常症の発生」をまとめた時には「君のようなはみだし者的発想を理解できるのは私だけだ」と、喜んでくださり、内科学会への発表を許可してくださいました。その発表の内容が、ある全国紙で大きく報道されて反響をよびました。

木村先生は栄養学者として世界的に活躍されており、筆者は医学部での1日を終えた後、農学部の木村先生の研究室で明け方まで試験管振りをさせてもらいました。ダイナミックな栄養学と代謝学についてご指導くださり、これによって代謝障害を手がかりとして、病気の原因解明に役立つことにまで発展させることができました。収入がなかった大学院生時代、夕食用の弁当を買うこともできず、空腹と疲労が極限に達する午前2時頃、先生は「一休みしませんか」とご自分の牛乳を分けてくださり、それをいただきながら、私たちは実験の結果について討論しました。今でも牛乳を見るたびに、木村先生の研究者としての姿勢と、人間性溢れる優しさが想い出されます。

　古川先生は木村先生の後継者として筆者の研究室内での研究を許可してくださったり、指導してくださったりしました。特に、ビタミンと代謝について造詣が深く、ビオチンと免疫との関連性を明らかにすることができたのは、先生のご指導のおかげです。

　猪股先生は動物実験の専門家として指導してくださいました。患者さんの診療を通じて得られました情報を動物実験で再現して筆者の作業仮説を実証してくださり、その結果を患者さんの診療に役立てています。また、筆者が先端の科学的知識を吸収できるように指導してくださっています。

　小松先生は筆者を病院のスタッフの一員に加えてくださった上

謝　辞

に、難病に苦しみ、悩まれている患者さんの診療のためにと経済性を度外視した診療を許可してくださっています。

　最上谷さんはご自分が重症の掌蹠膿疱症性骨関節炎患者としての苦痛と苦悩を克服され、健康の重大さを痛感されて、難関の厚生労働省認定の健康運動指導士の資格を取得されました。ジャズダンスの指導者として活躍されているだけでなく、健康運動指導士として、すべての人が健康で過ごせるような体づくりのために活動されています。また、パソコンを習得されて、掌蹠膿疱症性骨関節炎を克服されたご体験から、「掌蹠膿疱症を完治して」というサイトを開かれ、「原因不明。治療法なし」といわれ続けてきた患者さんたちに助言と希望を与えられてきました。その結果、多くの患者さんの笑顔を見ることができまして、筆者は医師としての喜びを満喫しています。

筆者の主な研究業績

1. 妊娠中毒症における高血圧発生の機序の解明
2. 高血圧発生因子としてのレニン・アンジオテンシン系の役割
3. レニン・アンジオテンシン系とカテコールアミンとの関連性
4. レニン分泌と電解質との関連性
5. レニン分泌促進因子としての脳下垂体ホルモン（ACTH）の役割
6. 腎外性レニンの発見
7. 血液・脳脊髄液中に新血圧上昇物質を発見
8. 高血圧の治療薬としてのカルシウム拮抗剤の有効性の発見
9. 神経ペプタイド（ニューロペプタイドY）とカテコールアミンとの間の制御機構
10. 脂質代謝異常症におけるカルニチンの役割の解明
11. 血液透析患者における心筋梗塞発生機序の解明
12. 筋ジストロフィー症発生機序の解明
13. 心筋梗塞発作後の不整脈と心停止発生の機序の解明
14. 運動中または運動後の「血尿」および心停止発生の機序の解明
15. Rye症候群発生機序の解明
16. 老化と甲状腺ホルモンとの関連性
17. 掌蹠膿疱症発生因子としてのビオチン欠乏
18. ビオチン欠乏と免疫異常症発生との関連性
19. 免疫異常症発生因子としての腸内細菌叢の関与

20. インスリンを介さない糖代謝系の解明
21. ビオチン欠乏と冠循環障害との関連性(異型狭心症発生の機序の解明)
22. 掌蹠膿疱症の発生機序の解明と治療法の確立
23. アトピー性皮膚炎の発生機序の解明と治療法の確立
24. IgA腎症発生の機序の解明と治療法の確立
25. アルツハイマー型痴呆の発生機序の解明と治療法の開発
26. 実験動物に痴呆状態を作成
27. 免疫異常症患者における下顎骨の硬化性変化の発見
28. 日本型の食生活と健康作りとの関連性

図の説明

図1　免疫のしくみ
図2　病状が初期の掌蹠膿疱症患者
　　　上　手掌
　　　右　足底
　　　下　手指の爪
図3　病状が進行した掌蹠膿疱症患者
　　　左　手掌
　　　右　足底
図4　健康な表皮の模式図
図5　健康者の胸鎖部
　　　左　骨の模式図
　　　右　骨のX線像
図6　病状が進行した掌蹠膿疱症性骨関節炎患者の胸鎖部の骨のX線像
図7　病状が進行した掌蹠膿疱症性骨関節炎患者の脊椎のX線像（その1）
　　　左　健康者の脊椎のX線像
　　　右　胸椎正面像
図8　病状が進行した掌蹠膿疱症性骨関節炎患者の脊椎のX線像（その2）
　　　左　胸椎側面像
　　　中　腰椎正面像

右　腰椎側面像
図9　左　健康者の頚椎（側面）の模式図
　　　右　病状が進行した掌蹠膿疱症性骨関節炎患者の頚椎（側面）のX線像（その1）
図10　病状が進行した掌蹠膿疱症性骨関節炎患者の頚椎（側面）のX線像（その2）
図11　上　健康者の骨盤のX線像
　　　下　掌蹠膿疱症性骨関節炎患者の骨盤のX線像
図12　ビオチン欠乏時の体内の代謝図
図13　諸種疾患患者の血清ビオチン濃度
図14　掌蹠膿疱症性骨関節炎患者にビオチンを投与した時の血清ビオチン濃度の変化
図15　掌蹠膿疱症患者（KM、52歳、男性）にビオチン治療をした時の手掌
　　　上　治療前
　　　下　治療7か月後
図16　掌蹠膿疱症患者（TA、39歳、男性）にビオチン治療をした時の足底
　　　左　治療前
　　　右　治療7か月後
図17　掌蹠膿疱症性骨関節炎患者（KM、51歳、男性）にビオチン治療をした時の胸鎖部の骨X線像
　　　上　治療前
　　　下　治療2年後
図18　掌蹠膿疱症性骨関節炎患者（MK、48歳、男性）にビオチ

　　　　ン治療をした時の胸鎖部の骨X線像
　　　　上　治療前
　　　　下　治療1年後
図19　不飽和脂肪酸の代謝
図20　掌蹠膿疱症性骨関節炎患者でビオチン治療前後の免疫機能の指標の変化
図21　アトピー性皮膚炎患者の主な特徴
図22　アトピー性皮膚炎患者の皮膚の病変
図23　アトピー性皮膚炎患者における血清Eタイプ抗体濃度とビオチン濃度との関連性
図24　アトピー性皮膚炎患者（EY、21歳、女性）にビオチン治療をした時の頸部
　　　　左　治療前
　　　　右　治療2週間後
図25　アトピー性皮膚炎患者の皮膚バリアの傷害

表の説明

表1　掌蹠膿疱症および掌蹠膿疱症性骨関節炎患者における合併症の頻度
表2　ビオチン欠乏を発生する原因
表3　ビオチン欠乏時の臨床症状
表4　掌蹠膿疱症および掌蹠膿疱症性骨関節炎患者の喫煙指数
表5　掌蹠膿疱症性骨関節炎および尋常性乾癬患者のTh1／Th2の比
表6　アトピー性皮膚炎患者における合併症
表7　衣類による皮膚炎の原因

著者略歴

前橋　賢（まえばし・まさる）
東北大学医学部卒業。東北大学大学院医学研究科修了後、同大学医学部付属病院に勤務。
その後、国立療養所秋田病院勤務を経て青嵐会本荘第一病院に勤務。
医学博士。内科認定医。内科指導医。

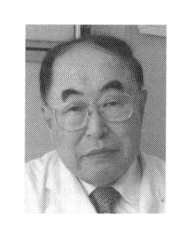

信じてもらうための挑戦
——掌蹠膿疱症は「治る」病気です——

第一刷 ——— 2008.4.15
第七刷 ——— 2013.8.10

著　者 —— 前橋　　賢
発行者 —— 福沢　英敏
発行所 —— 株式会社 近代文芸社
　　　　　東京都文京区目白台2-13-2
　　　　　TEL (03)5395-1199（編集）
　　　　　　　(03)3942-0869（営業）
　　　　　FAX (03)3943-1232

製　作 —— 藤原印刷／三村洋紙店／渋谷文泉閣

© Masaru Maebashi 2008 Printed in Japan
定価はカバーに表示してあります

ISBN 978-4-7733-7531-2 C0047
落丁・乱丁本はお取り替えいたします